DR G. KOLISCHER

Maladies de l'Urèthre et de la Vessie chez la Femme

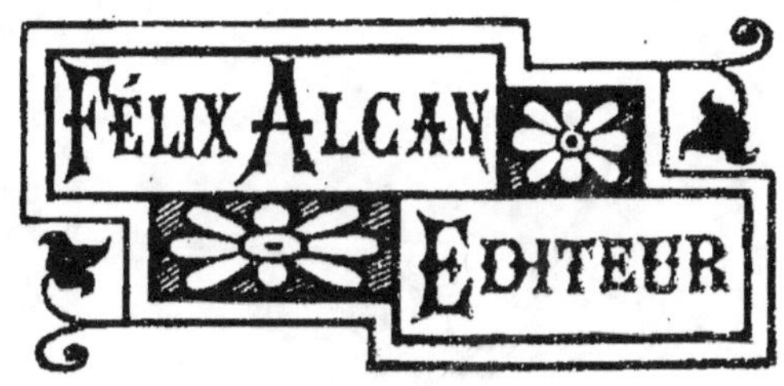

FÉLIX ALCAN Éditeur

MALADIES

DE L'URÈTHRE ET DE LA VESSIE

CHEZ LA FEMME

COLLECTION MÉDICALE

*Élégants volumes in-12, cartonnés à l'anglaise à **4** et à **3** francs*

Extrait du Catalogue :

L'instinct sexuel (*évolution, dissolution*), par le Dr Ch. Féré, médecin de Bicêtre . . . . **4** fr.

L'hygiène sexuelle et ses conséquences morales, par le Dr S. Ribbing, professeur à l'Université de Lund (Suède) . . . . **4** fr.

Éléments d'anatomie et de physiologie génitales et obstétricales, par le Dr A. Pozzi, prof. à l'école de médecine de Reims, avec 219 grav. **4** fr.

Manuel théorique et pratique d'accouchements, par le Dr A. Pozzi. 1 vol. in-12, avec 138 gravures dans le texte. 2e édition. . . . . **4** fr.

L'alimentation des nouveau-nés. *Hygiène de l'allaitement artificiel*, par le Dr S. Icard, avec 60 grav. (*Couronné par l'Académie de médecine.*) **4** fr.

Morphinisme et morphinomanie, par le Dr P. Rodet. (*Couronné par l'Académie de médecine.*) . . . . **4** fr.

Hygiène des gens nerveux, par le Dr Levillain. 3e édit. avec grav. **4** fr.

La famille névropathique. *Hérédité, prédisposition morbide, dégénérescence*, par le Dr Ch. Féré, médecin de Bicêtre, avec gravures. 2e édition. . . . . **4** fr.

L'éducation rationnelle de la volonté, *son emploi thérapeutique*, par le Dr Paul-Émile Lévy. 2e édition . . . . **4** fr.

Maladies de l'urèthre et de la vessie chez la femme, par le Dr G. Kolischer, trad. du Dr Oscar Beuttner, avec grav . . . . **4** fr.

Le Phtisique et son traitement hygiénique, par le Dr E.-P. Léon-Petit, médecin de l'hôpital d'Ormesson, avec 20 gravures. (*Couronné par l'Académie de médecine*). . . . . **4** fr.

Hygiène de l'alimentation dans l'état de santé et de maladie, par le Dr J. Laumonier, avec gravures . . . . **4** fr.

Hygiène de l'exercice chez les enfants et les jeunes gens, par le Dr F. Lagrange, lauréat de l'Institut. 5e édition, ... **4** fr.

De l'exercice chez les adultes, par le Dr F. Lagrange. 3e édition. . . **4** fr.

L'idiotie. *Psychologie et éducation de l'idiot*, par le Dr J. Voisin, médecin de la Salpêtrière, avec gravures. . . . . **4** fr.

L'éducation physique de la jeunesse, par A. Mosso, professeur à l'Université de Turin. Préface de M. le Commandant Legros. . . . . **4** fr.

Manuel de percussion et d'auscultation, par le Dr P. Simon, professeur à la Faculté de médecine de Nancy, avec gravures . . . . **4** fr.

Le traitement des aliénés dans les familles, par le Dr Ch. Féré, médecin de Bicêtre. 2e édition . . . . **3** fr.

Petit manuel d'antisepsie et d'asepsie chirurgicales, par les Drs Félix Terrier, professeur à la Faculté de Paris, membre de l'Académie de médecine, et M. Péraire, ancien interne des hôpitaux, assistant de consultation à l'hôpital Bichat, avec gravures . . . . **3** fr.

Petit manuel d'anesthésie chirurgicale, par les mêmes, avec 37 grav. **4** fr.

La fatigue et l'entraînement physique, par le Dr Ph. Tissié, préface de M. le Professeur Bouchard, avec gravures. (*Couronné par l'Académie de médecine.*). . . . . **4** fr.

Manuel d'hydrothérapie, par le Dr Macario. . . . . **3** fr.

MALADIES

DE L'URÈTHRE ET DE LA VESSIE

CHEZ LA FEMME

AVEC CONSIDÉRATIONS SPÉCIALES

SUR L'ENDOSCOPIE ET LA CYSTOSCOPIE

PAR LE

Dr Gustave KOLISCHER

Professeur de Gynécologie à Chicago Clinical School.

Traduit de l'allemand

Par le Dr Oscar BEUTTNER

Privat-docent d'Obstétrique et de Gynécologie à l'Université de Genève,
Ancien Clinical Assistant Soho-Square Hospital for women,
London.
Corresponding Fellow of the American Association of Obstetricians
and Gynecologists.

Avec gravures dans le texte.

PARIS

ANCIENNE LIBRAIRIE GERMER BAILLIÈRE ET Cie

FÉLIX ALCAN, ÉDITEUR

108, BOULEVARD SAINT-GERMAIN, 108

1900

PRÉFACE DU TRADUCTEUR

Pendant le semestre d'été 1898, en qualité de privat-docent à l'Université de Genève, j'annonçai un cours sous le titre : « Maladies de la vessie chez la femme avec exercices pratiques de cystoscopie sur le mannequin. »

Désirant avoir la plus parfaite connaissance des publications de langue française sur le sujet, je m'adressai à mon honorable confrère le Dr Jayle, de l'hôpital Broca, à Paris, le priant de vouloir bien me communiquer les renseignements qu'il pouvait posséder à cet égard.

En janvier 1899, il me fit la réponse suivante :.

« Pour ce qui concerne un traité exclusif des maladies de la vessie chez la femme, il n'en existe pas en France, etc. »

Lorsque, quelque temps après, parut l'ouvrage du Dr Kolischer, traitant pour la première fois et avec la plus grande compétence de tout ce qui a trait d'une manière spéciale aux maladies de la vessie chez la femme, je ne tardai pas à concevoir la résolution de le traduire en français, en vue de combler la lacune existant jusqu'ici dans ce domaine de la pathologie.

Tels sont les motifs qui m'ont engagé à présenter à mes collègues de langue française la traduction du traité du Dr Kolischer.

Puissé-je réussir à intéresser plus directement l'un ou l'autre d'entre eux à cette branche de l'art médical et contribuer ainsi quelque peu au soulagement des malheureuses souffrant de ce genre d'affections, et je m'estimerai suffisamment récompensé de mes efforts !

Dr OSCAR BEUTTNER.

Genève, octobre 1899.

PUBLICATIONS MÉDICALES

DU

Dr Oscar BEUTTNER

1. De l'implantation d'ivoire, pratiquée dans un but arthroplastique. *Thèse de Zurich*, 1892.
2. Contribution à la technique de l'introduction de gaze dans l'utérus. *Centrabl. f. gyn.*, 1893, n° 48.
3. Un cas d'utérus rudimentaire bicorne avec absence de vagin. *Centrabl. f. gyn.*, 1893, n° 49.
4. La fracture de la clavicule est-elle une contre-indication à l'emploi du procédé de B.-S. Schultze dans les cas d'asphyxie profonde chez le nouveau-né? *Corresp.-Blatt f. Schweizer-Aerzte*, 1894.
5. La pratique de l'accouchement prématuré dans les cas de bassins rétrécis. *Arch. f. gyn.*, vol. 48. cah. 2.
6. De l'examen en obstétrique. *Corresp.-Blatt für Schweizer-Aerzte*, 1895.
7. Le procédé de B.-S. Schultze dans des cas de fracture de la clavicule. *Centralb. f. gyn.*, 1895, n° 22.
8. Sur l'ulcère rond du vagin. *Monatsschr. f. Geburtshülfe und Gynaek.*, 1895. vol. III, cah. 2.
9. De l'antisepsie et de l'asepsie en obstétrique. *Vienne et Leipzig*, 1897. *Urban et Schwarzenberg*.
10. Contribution à la technique de l'introduction de gaze dans l'utérus. *Corresp.-Blatt f. Schweizer Aerzte*, 1897.
11. Recherches anatomiques sur l'opération d'Alexandre (modifiée par Kocher). *Monatsschr. für Geburtsh. und Gyn.*, 1897.
12. Le procédé de suspension de A. Reverdin en chirurgie. *Wiener Medizin. Presse*, 1897, n° 10.
13. Sur les ulcères ronds du vagin. *Corresp.-Blatt f. Schweizer-Aerzte*, 1897, n° 9.
14. Massage gynécologique dans la position déclive. *Centralbl. f. gyn.*, 1897, n° 19.
15. Sur un cas de réouverture accidentelle de la plaie abdominale à la suite de laparotomie. *Centralbl. f. gyn.*, 1897. n° 22.
16. Un nouveau tampon vaginal. *Therap. Monastsh.*, sept. 1897.
17. Stérilité au moyen de la section des trompes après laparotomie. *Centralbl. f. gyn.*, 1897, n° 40.
18. Sur deux cas singuliers de réaction de l'utérus lors de l'introduction d'instruments. *Centralbl. f. gyn.*, 1897, n° 42.
19. Une nouvelle curette. *Therap. Monatshefte*, nov. 1897.
20. Contribution à la technique du curettage et de l'introduction

de gaze dans l'utérus après avortements incomplets. *Rev. méd. de la Suisse romande*, 1897, n° 1.

21. Du massage et du diagnostic gynécologique dans la position déclive avec recherches critiques. *Rev. méd. de la Suisse romande*, 1897, n° 4.

22. Un procédé d'hystéroscopie. *Centralbl. f. gyn.*, 1898, n° 22.

23. Un nouveau porte-aiguilles. *Centralbl. f. gyn.*, 1898, n° 25.

24. Du traitement des ulcères de jambe par le xeroforme, *Corresp.-Blatt f. Schweizer-Aerzte*, 1898.

25. Une nouvelle seringue pour l'application de pommades. *Centralbl. f. gyn.*, 1899, n° 19.

26. Une nouvelle ceinture pour les suites de couches et pour la période consécutive à la laparotomie. *Rev. méd. de la Suisse romande*, 1899, n° 6.

27. Nouveaux instruments dans le domaine de l'urologie, *Rev. méd. de la Suisse romande*, 1899, n° 7.

28. Un cas d'infection à la suite d'avortement. guéri par l'atmokausis. Un cas d'infection puerpérale de nature streptococique, guéri par le sérum de Marmorek, avec quelques remarques touchant la discussion sur la fièvre puerpérale, le 24-27 mai à Berlin. *Centralbl. f. gyn.*, 1899, n° 33.

29. Des vomissements « marc de café » consécutifs à l'anesthésie en obstétrique et en gynécologie. *Corresp.-Blatt f. Schweizer-Aerzte*, 1899, n° 18.

30. Indication thérapeutique de la salipyrine en gynécologie. *Corresp.-Blatt f. Schweizer-Aerzte*, 1900. n° 2.

31. Contribution au traitement de l'avortement incomplet avec quelques remarques sur l'atmokausis, la perforation de l'utérus et l'hystéroscopie. *Wiener Klinik*, 1900.

32. Recherches expérimentales sur l'atrophie de l'utérus causée par la castration. (En collaboration avec M. le professeur D' A. Jentzer.) *Zeitschrift für Geburtsh. u. gyn.*, vol. 42, cah. 1.

VARIA

Comptes rendus du Congrès périodique international de gynécologie et d'obstétrique de Genève, en 1896. *Monatssch. für Geburtsh. und Gyn.*

Comptes rendus du Congrès périodique international de gynécologie et d'obstétrique d'Amsterdam en 1899. *Centralbl. f. Gyn.*

Analyses de la *Revue de gynécologie et de chir. abdom.* de S. Pozzi, *Centralbl. f. Gyn.*

Analyses de l'*Obstétrique* de P. Budin. *Centralbl. f. Gyn.*

Collaboration à l'*Encyclopédie d'obstétrique et de gynécologie* des professeurs M. Sänger et de Herff.

PRÉFACE

La tendance marquée de Schauta à mener sans cesse de front la gynécologie et les autres branches de l'art de guérir devait avoir forcément pour conséquence l'attention particulière vouée dans sa clinique de Vienne aux maladies des organes urinaires de la femme.

L'exploitation, durant de longues années, d'un riche matériel clinique, avec l'étude simultanée de la littérature qui s'y rattache, a donné naissance à une série de vues spéciales que la présente monographie se propose de mettre en lumière.

Cet exposé a une physionomie *sui generis;* cela tient à ce que l'examen systématique des organes urinaires à l'aide des procédés modernes est de date relativement récente.

Si l'étude des fistules urinaires n'a pas reçu dans al présente publication un développement plus grand, c'est que ce sujet a été traité, notamment par Fritsch et Schauta, dans des ouvrages spéciaux, d'une manière si complète et si approfondie qu'il est impossible d'y faire aucune nouvelle adjonction.

J'ai dû renoncer à l'idée d'illustrer le texte d'images cystoscopiques, n'ayant pu, malgré tous mes efforts, réussir à en faire exécuter avec le degré de naturel et de perfection que j'aurais désiré, et persuadé que je suis, d'autre part, que des images manquant de sincérité ne peuvent qu'engendrer la confusion.

Dʳ GUSTAVE KOLISCHER

Vienne, août 1898.

TABLE DES MATIÈRES

MALADIES

DE

L'URÈTHRE ET DE LA VESSIE

CHEZ LA FEMME

I

CATHÉTÉRISME

La sonde la plus pratique est en général la sonde de verre légèrement recourbée à l'extrémité vésicale et à ouverture terminale.

Le matériel de verre a l'avantage de présenter une surface extérieure extrêmement lisse, de sorte qu'une bonne sonde de verre est celle qui endommage le moins la muqueuse uréthrale.

L'ouverture terminale, dont les contours doivent naturellement être soigneusement arrondis et polis. présente deux avantages : l'espace mort entre l'œil de la sonde et l'extrémité de la sonde n'existe pas et on évite la pénétration de la muqueuse, comme cela arrive facilement lorsqu'on se sert de sondes à ouverture latérale.

Lorsqu'un pli de la muqueuse a ainsi pénétré dans un œil de sonde latéral, il peut très bien arriver que dans le mouvement de va-et-vient de l'instrument la partie de muqueuse en question soit arrachée ou tout au moins lésée.

Si la sonde doit servir non seulement à l'évacuation de la vessie, mais encore à y faire des injections, on munit l'extrémité de son pavillon d'un petit drain en caoutchouc tendre, de manière que l'on puisse y fixer un bout à seringue ou à irrigateur.

Dans les cas de rétrécissement du canal de l'urèthre par exemple, on emploie des sondes élastiques anglaises, attendu que, d'une part, une certaine force est nécessaire pour exécuter le cathétérisme et que, d'autre part, on ne doit pas risquer le bris d'une sonde en verre.

La sonde est introduite par une pression égale, douce, et si l'on rencontre un obstacle, comme cela se produit parfois en cas de contraction de l'urèthre postérieur, il convient de poser le doigt sur la paroi postérieure de l'urèthre et ainsi l'on parvient à pousser la sonde légèrement en avant.

Il faut éviter les mouvements de rotation faits dans le but de pousser la sonde plus rapidement en avant, par crainte de blesser la muqueuse de l'urèthre.

Pendant l'évacuation de la vessie, on retire, vers l'orifice interne, pendant la contraction graduelle de la vessie, la sonde que l'on avait auparavant introduite profondément ; pendant cette opération, il faut avoir la précaution de baisser l'extrémité extérieure de la sonde, afin de ne pas peser avec la pointe sur le trigone, très sensible, et prévenir ainsi les contractions brusques, se manifestant par des secousses imprimées à la sonde par la vessie. Ces secousses sont très douloureuses pour la malade ; de plus, lorsqu'on se trouve en présence de muqueuses malades, ces secousses peuvent provoquer des lésions par le battement de la paroi de la vessie contre l'extrémité de la sonde. On doit en tout cas écarter immédiatement la sonde, lorsque des contractions semblables se produisent.

Il va sans dire qu'il ne faut opérer qu'au moyen d'instruments stérilisés.

La manière la plus simple de stériliser les sondes de verre consiste à les chauffer dans l'eau bouillante; on les sort du liquide dans lequel elles ont été bouillies, immédiatement avant de s'en servir.

Si l'on se sert d'un drain, il faut aussi que ce dernier soit stérilisé.

Ce procédé peut être employé facilement dans la pratique des consultations.

On conserve les sondes que l'on se propose d'employer dans un ballon cylindrique couvert, placé sur un trépied au-dessus d'une flamme à alcool ou d'un bec Bunsen et on fait bouillir l'eau qui s'y trouve avant la consultation.

Si l'on veut emporter au dehors des sondes stérilisées, on les place dans un tube de verre large, ouvert aux deux extrémités, que l'on bouche avec de la ouate et l'on stérilise le tout. On recouvre ensuite les deux extrémités du tuyau de verre, au moyen de capes stérilisées, en caoutchouc; les sondes sont alors prêtes à être transportées. On les sort par un des côtés, immédiatement avant de s'en servir.

Les sondes élastiques ne peuvent pas être bouillies souvent, car elles deviennent rugueuses et cassantes, mais comme toutes les méthodes chimiques de désinfection ont été reconnues comme peu sûres jusqu'à présent, il vaut donc toujours mieux recourir à la méthode sûre de la cuisson, malgré la perte de matériel qui en résulte.

La facilité avec laquelle il se produit des fissures sur les sondes élastiques est préjudiciable au point de vue des lésions qu'elles peuvent produire dans le canal de l'urèthre, mais il se peut aussi que des particules de la laque de la sonde tombent dans la vessie et occasionnent des dommages en s'attachant aux parois.

Le graissage des sondes, opération qui n'est pas des moins importantes, a lieu au moyen de glycérine pure qu'on laisse tomber d'une petite bouteille compte-gouttes sur la sonde.

Lorsqu'on est appelé à cathétériser la même vessie à des intervalles rapprochés, sans la faire suivre d'une instillation désinfectante, il faut éviter de laisser pénétrer des germes d'infection dans la vessie, par l'introduction de l'air renfermé dans le conduit de la sonde.

On suit ensuite les prescriptions de Schauta, en adaptant à la sonde un irrigateur rempli d'eau stérilisée et en maintenant ce dernier légèrement élevé avant l'introduction de la sonde, de manière à créer une colonne de liquide ininterrompue, s'étendant du trou de sonde jusqu'à l'irrigateur. Après l'introduction de la sonde dans l'urèthre et après avoir atteint la cavité de la vessie, on incline l'irrigateur jusqu'en dessous du niveau du bassin de la patiente, de sorte que par effet de siphon, la vessie est vidée.

On peut également obturer l'extrémité du pavillon de la sonde avec le bout du doigt avant de la sortir du liquide qui a servi à la désinfecter et on enlève le doigt seulement après que la sonde a été introduite à fond, de sorte qu'elle pénètre dans la vessie, remplie du liquide stérilisateur.

Il ne faut employer que de l'eau pure et non pas

une solution de soude pour la stérilisation des sondes, car les particules de soude excitent fortement la muqueuse uréthrale. L'épaisseur de la sonde qui doit être employée est proportionnée à la dimension de l'orifice externe. On exécute dans la règle le cathétérisme, la patiente étant placée dans le décubitus dorsal. Avant l'introduction de la sonde, on désinfecte l'urèthre et ses alentours. On écarte les lèvres par le haut avec les doigts, on essuie avec un tampon de ouate trempé dans une solution désinfectante la sécrétion adhérente à l'orifice, ainsi que ses alentours; on éponge ensuite toute la région à l'aide d'un tampon de ouate imbibé d'une solution de lysol ou de sublimé.

Si l'on est appelé à cathétériser la patiente dans son lit, on la place convenablement sur un vase plat et par ce moyen, l'accès des organes est facile et on évite les nombreuses incommodités qu'entraîne le placement d'une cuvette entre les jambes.

Les jambes de la patiente sont fortement fléchies aux articulations du bassin et des genoux, la plante des pieds reposant sur la surface du lit.

Les mains du médecin doivent être désinfectées avant le cathétérisme, comme avant toute intervention chirurgicale.

Il est clair qu'on ne peut effectuer le cathétérisme que sous le contrôle de la vue : le cathétérisme sous la couverture du lit appartient à l'époque qui a précédé l'application des moyens antiseptiques.

Il ne reste plus qu'à expliquer comment on cathétérise les patientes qui sont devenues défiantes par suite d'une opération antérieure mal exécutée ou dont l'urèthre est réellement hyperesthésique.

La partie de l'urèthre la plus sensible à la pénétration d'un corps étranger est l'orifice externe. On le rend absolument insensible en pressant dessus pendant plusieurs minutes un tampon de ouate, imbibé de quelques gouttes d'une solution de cocaïne à 1 p. 100. La résistance que l'on rencontre quelquefois dans l'urèthre postérieur, par suite de contractions réflexes peut être surmontée avec un peu de patience en poussant doucement et régulièrement la sonde ; il faut se garder à cette occasion de faire des mouvements rotatifs ou d'employer la force.

Cette résistance par contraction disparaît toujours au bout de peu de temps.

Si l'on se trouve en présence d'un urèthre hyperesthétique d'un bout à l'autre, on injecte, après l'application de cocaïne à l'orifice externe au moyen d'un instillateur, 2 cm³ d'une solution aqueuse d'antipyrine à 4 p. 100 dont l'effet analgésique ne se produit en tout cas positivement que cinq minutes après. Le cathétérisme est ensuite poursuivi sans autre inconvénient, l'anesthésie à la cocaïne de l'orifice externe se maintenant environ dix minutes. On doit absolument déconseiller des injections de cocaïne dans le canal uréthral.

La muqueuse de l'urèthre hyperesthétique est évidemment sujette à des lésions épithéliales et la cocaïne est souvent si rapidement résorbée par la muqueuse écorchée que les signes d'empoisonnement les plus graves apparaissent parfois d'une manière éclatante, au moment même de l'application de cette méthode.

Comme on ne peut pressentir à l'avance la réaction de la cocaïne si variable dans chaque individu et qu'on ne connaît pas non plus un antidote sûr et à effet rapide contre l'intoxication par ce médicament, il est à conseiller de ne pas exposer ses patientes à des dangers de cette nature.

D'après Reclus et d'après mes propres expériences, l'eucaïne qu'on a recommandée récemment est inférieure à la cocaïne au point de vue anesthésique et égale au point de vue des effets toxiques.

En ce qui concerne le cathétérisme en cas de rétrécissements, voir le chapitre *Rétrécissements*.

II

EXAMEN DE L'URÈTHRE CHEZ LA FEMME

L'examen du canal uréthral de la femme, en tant qu'on ne l'effectue pas par inspection de l'orifice externe et par palpations, se fait par l'introduction d'instruments solides, rigides ou souples, ou par l'uréthroscopie.

En introduisant des sondes, on se rend compte des dimensions du canal uréthral, des différences qui peuvent éventuellement exister dans les différentes parties du conduit, de la constitution des parois, tant en ce qui concerne leur poli, leur élasticité, qu'en ce qui concerne la sensibilité de la muqueuse. On constate aussi les modifications de l'épaisseur de la paroi, ou éventuellement des infiltrations de celle-ci et de ses alentours, en introduisant une sonde rigide et en palpant la paroi de l'urèthre avec le doigt depuis l'extérieur.

Les instruments les plus pratiques pour l'examen sont les tiges uréthrales de Dittel.

Pour avoir une notion exacte de l'état de la muqueuse du canal uréthral, on emploie l'endoscope. Le panélectroscope de Leiter est un des instruments les mieux compris comme appareil d'éclairage et d'examen (voir fig. 1).

Pour tendre la paroi du canal uréthral et soumettre

une grande partie de cette dernière à une inspection

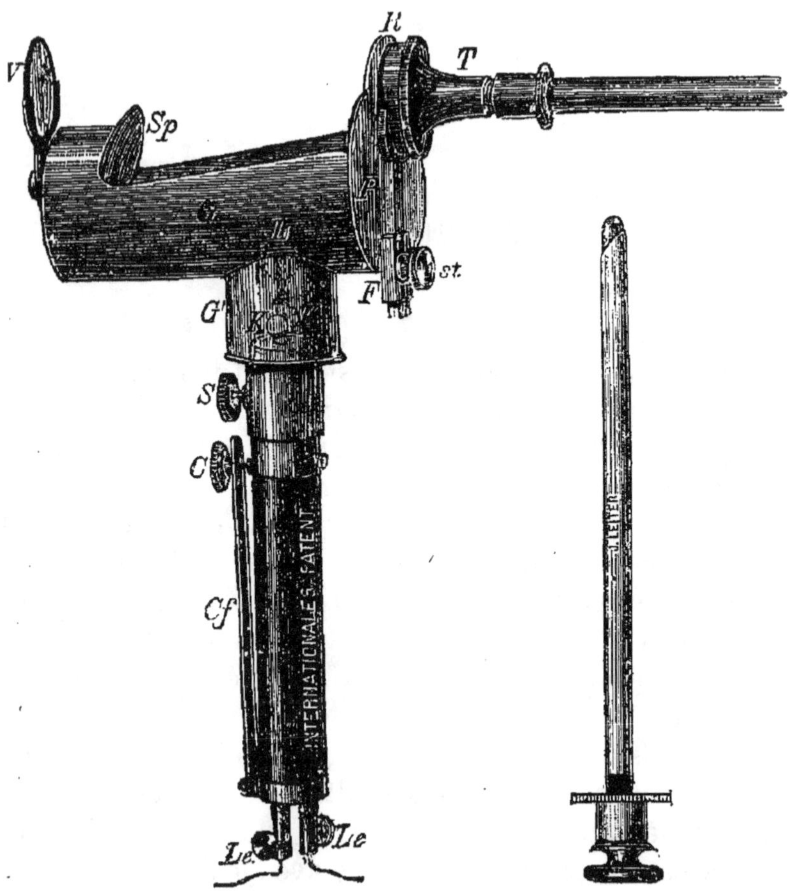

Fig. 1.

Panélectroscope de Leiter employé comme uréthroscope.

G, douille ; *Sp*, miroir concave ; *V*, porte-lentille ; *L*, lampe à incandescence ; *T*, porte-tube ; *KK*, vis de serrage ; *Le*, *Le*, bornes d'amenée du courant ; *Cf*, ressort de contact ; *C*, interrupteur ; *Tu*, tube ; *R*, anneau mobile du porte-tube ; *Fst*, réglage de l'anneau ; *P*, disque porte-anneau ; *S*, vis de réglage de la douille autour d'un axe vertical,

exacte, on se sert des tubes d'endoscope de Grünfeld. Le diamètre des tubes dépend de l'extensibilité de

1.

l'orifice externe. L'emploi de l'endoscope a lieu de la manière suivante : après l'évacuation de la vessie on pousse dans l'urèthre le tube choisi, armé d'un obturateur et enduit de glycérine. Après avoir pénétré dans le canal uréthral, on enlève l'obturateur, on adapte la pièce de l'appareil éclaireur au tube et on porte la petite lampe à une vive incandescence. On éponge l'urine qui peut encore s'y trouver ou la sécrétion qui serait restée attachée, en introduisant à travers le tube un bâtonnet de bois mince dont l'extrémité doit être enveloppée de ouate. En poussant et retirant le tube on arrive peu à peu à exposer au regard la surface totale de la muqueuse.

Si l'orifice externe est très sensible, on y presse quelques minutes avant l'endoscopie un tampon de ouate imbibé d'une solution de cocaïne à 2 p. 100.

Si l'urèthre tout entier est sensible, on l'anesthésie cinq minutes avant l'endoscopie au moyen d'une solution aqueuse d'antipyrine à 4 p. 100.

Une fois le tube introduit dans le conduit uréthral, la muqueuse s'applique dans une formation déterminée contre le bout du tube. Cette formation, c'est-à-dire la manière dont les parois de la muqueuse se placent contre l'orifice du tube, porte, d'après Grünfeld, le nom de figure centrale. L'endoscopie de l'urèthre est un moyen de constater les différents états des uréthrites aussi bien que de reconnaître les corps étrangers qui peuvent éventuellement s'être encastrés dans les parois de l'urèthre, ou encore à diagnostiquer les tumeurs de la muqueuse uréthrale. On peut de même découvrir par ce procédé des communications anormales de l'urèthre.

Il faut aussi avoir recours à l'endoscopie de

l'urèthre dans des buts thérapeutiques, en appliquant à travers le tube, à la partie visée de la muqueuse uréthrale, des instruments fins, des curettes minces, des galvanocautères fins, des anses de platine ou des caustiques fixés sur des crayons.

Il faut cependant remarquer que pour guérir des uréthrites chroniques, l'application répétée de l'endoscope à des interventions à l'intérieur de l'urèthre, n'est pas très recommandable, parce que l'emploi fréquent de l'uréthroscope, se succédant à des intervalles rapprochés, produit souvent des troubles nerveux graves.

Il est nécessaire de fournir quelques indications sur les constatations les plus fréquentes auxquelles on arrive au moyen de l'uréthroscopie.

Dans les urèthres normaux on remarque dans la règle à la figure centrale, dans les parties antérieures du canal uréthral, une fente sagittale et dans les autres parties, une fente transversale.

La muqueuse paraît plissée et les plis rayonnent des bords du tube vers le centre. La couleur fondamentale est rose pâle, la surface également brillante ; vers les deux orifices on remarque très distinctement des ramifications vasculaires.

Les plissements provenant de la superposition des couches musculaires de l'urèthre apparaissent de la manière suivante : on voit très fréquemment dans l'urèthre postérieur et notamment à la paroi inférieure un plissement longitudinal très proéminent, dans l'urèthre antérieur et d'une manière très évidente, un plissement de la muqueuse en forme de grillage produit par le croisement des fibres longitudinales et transversales.

Dans le voisinage de l'orifice externe on aperçoit souvent les ouvertures de deux ou trois grosses lacunes et dans le reste des muqueuses les bouches des lacunes ainsi que les glandes de Littré, mais seulement lorsque celles-ci ont été atteintes par des processus inflammatoires.

On constate des modifications vasculaires spéciales après des affections chroniques, ce qui se manifeste par la présence de vaisseaux sinusoïdes et ectasiques ou par la formation dans l'urèthre de réelles phlébectasies ; dans ce dernier cas, des veines bleues saillantes se réfléchissent dans le miroir.

Dans un canal uréthral normal, le déroulement par-dessus le bord du tube s'effectue d'une manière toute régulière. Les tumeurs qui peuvent éventuellement exister surgissent habituellement tout à coup au moment de la pénétration de la tumeur dans l'ouverture du tube ; l'on peut alors se rendre compte très exactement de leur position, de la présence éventuelle d'un pédicule, de sa longueur, de sa dimension, de son diamètre et de son insertion en imprimant au tube un mouvement de va-et-vient.

Lorsque des ouvertures anormales se placent à l'embouchure du tube, on peut facilement les sonder à travers celui-ci au moyen de sondes longues et fines.

Dans les cas d'affections aiguës, notamment par exemple dans l'uréthrite gonococcique, toute la muqueuse apparaît dans l'endoscope d'un rouge foncé, succulente et le bourrelet bordant la figure centrale enflé et flasque. Le brillant des muqueuses est considérablement plus accentué, mais à certaines places les reflets manquent, parce qu'à ces endroits l'épithélium a disparu. La lacune paraît entourée d'un léger

bourrelet, son embouchure est aisément reconnaissable et produit du pus sous la pression de l'extrémité
du tube. Les orifices des glandes de Littré apparaissent comme des taches d'un blanc jaune ; il en sort·
aussi parfois des gouttelettes de pus. Si les débris
d'épithélium et les érosions subséquentes sont attachés aux crêtes des plis, il se forme fréquemment de
véritables ulcères qui ont généralement le caractère
de fissures. La muqueuse tout entière est fortement
hyperhémiée et saigne très facilement lorsqu'on la
touche, de sorte qu'on peut provoquer l'apparition
de nombreuses gouttelettes de sang par un simple
essuyage.

Parfois, il se produit à la surface de la muqueuse
des dépôts de membranes assez fortement adhérentes ;
si l'on arrache ces membranes, ou si on les fait disparaître par un ramonage vigoureux, un grand nombre
de points sanglants apparaissent à la surface. Entre
les plis longitudinaux, on trouve habituellement une
certaine quantité de pus qui s'y est amassé.

L'uréthrite chronique se distingue de l'uréthrite
aiguë tout d'abord à l'examen endoscopique, par le
fait que la vivacité de la coloration a disparu. La
muqueuse apparaît d'un gris-rouge et mat, elle est
d'une coloration livide, surtout dans l'urèthre postérieur par suite d'hyperhémie passive. A certains
endroits, l'épithélium subit des modifications qui
sont la conséquence de troubles de nutrition et l'on
voit alors comme preuve de cette maladie de l'épithélium des taches d'un gris mat.

Ordinairement, il se forme au cours d'une uréthrite chronique ce qu'on appelle une uréthrite granuleuse.

De grandes portions des muqueuses apparaissent légèrement couvertes de granulations ; ces dernières saignent facilement, les reflets sont irréguliers et interrompus. Les infiltrations sous-muqueuses qui surviennent fréquemment dans les uréthrites chroniques ont pour conséquence la rigidité des replis de la muqueuse et celles-ci s'incurvent vers la circonférence du tube (cratères de Gschirrhakl).

L'uréthrite granuleuse, ainsi que l'apparition d'érosions et d'ulcères, n'est en général pas disséminée d'une façon uniforme sur toute la surface de la muqueuse, mais forme ordinairement des foyers circonscrits, surtout dans le voisinage des grandes lacunes.

Le bourrelet de ces dernières apparaît alors rugueux, agrandi, et saigne facilement. Si l'uréthrite s'achemine vers la guérison, les granulations s'aplatissent, les bourrelets des lacunes s'abaissent de nouveau au niveau de la muqueuse, les érosions se recouvrent d'un nouvel épithélium. Il reste cependant des cicatrices grises, unies, dépourvues de brillant, marquant la place des ulcères. Janofsky décrit aussi un herpès uréthral qui se rattache dans la règle à un eczéma progénital ; et dans des cas semblables on peut apercevoir distinctement les vésicules d'herpès.

Les strictures dans l'extrémité périphérique desquelles le tube peut pénétrer sont visibles dans l'uréthroscope par le fait que la muqueuse se déroule irrégulièrement à l'extrémité de ce dernier, ainsi que par le fait qu'au lieu d'une muqueuse d'un rouge normal apparaissent des parties à l'aspect tendineux d'un blanc brillant.

Lors même qu'une stricture est déjà dilatée, on peut la diagnostiquer dans l'endoscope, car on peut suivre sur toute l'étendue de la stricture les traits blancs tendineux, l'œil percevant très distinctement l'impression de la rigidité et la perte de substance à la surface des tissus.

On peut aussi constater dans l'endoscope l'existence de strictures en forme de valvules ou de pont.

III

INCONTINENCE

L'incontinence, c'est-à-dire l'incapacité de retenir l'urine, peut atteindre divers degrés, de sorte qu'en général, il faut établir une distinction entre incontinence relative et incontinence absolue. L'incontinence absolue existe lorsque même un minimum d'urine ne peut pas être retenu dans la vessie. L'incontinence relative est un état dans lequel le sphincter n'est capable que jusqu'à un certain degré d'empêcher l'écoulement involontaire du contenu de la vessie. Il faut aussi faire la différence entre l'incontinence réelle et un besoin irrésistible d'uriner, lequel est très fréquent. Les patientes ne sont pas aptes à établir cette distinction et on doit différencier les deux cas par un examen exact de l'état de la malade.

L'incontinence même peut être causée par le fait que le sphincter est devenu incapable, anatomiquement parlant (dilatation, défectuosité, développement insuffisant), de remplir son rôle, ou bien aussi par le fait que des influences nerveuses entravent sa fonction. Ce que l'on nomme incontinence paradoxale se produit lorsque l'évacuation de la vessie est empêchée d'une manière continue, amenant la paralysie du détruseur. D'une part, le sphincter est maintenu ouvert par le trop-plein de la vessie; d'autre part, les mêmes causes qui affectent le détruseur, diminuent la fonction du sphincter. La vessie, gonflée au maximum, déborde tout simplement par l'arrivée de nouveau liquide venant des urétères sans que l'évacuation soit régulière et complète. Cette forme de l'incontinence survient dans les cas de strictures graves, de paralysie de la vessie d'origine spinale, ou de rétroflexion de l'utérus gravide, de rétroflexion et d'incarcération d'un utérus portant un gros myome.

La dilatation du canal uréthral de la femme peut s'étendre sur toute sa longueur ou n'atteindre que des parties déterminées de celui-ci. Dans le premier cas, il est question d'une dilatation générale, dans le second, d'une véritable uréthrocèle, c'est-à-dire d'un diverticule de l'urèthre.

La dilatation générale peut commencer de l'orifice externe ou être rétrograde; la dilatation dans le premier sens, provient, suivant les indications de la plupart des auteurs, du coït ou de la masturbation *per urethram*. Fritsch fait valoir avec raison, qu'il doit exister une certaine prédisposition, dans le cas de dilatation par suite de coït, c'est-à-dire d'extension sans altération notable du canal uréthral, prédisposition qui consiste dans le fait que le canal uréthral a déjà naturellement une dimension peu ordinaire.

Le coït *per urethram* a lieu lorsqu'il y a atrésie vaginale ou absence totale du vagin. Fritsch a observé dans un cas semblable les lésions encore fraîches à l'orifice externe et dans un second cas les cicatrices de ces lésions.

S'il n'existe pas de prédisposition naturelle, la dilatation peut aussi provenir de la masturbation *per urethram* exercée pendant des années.

Le fait est, que beaucoup de femmes supportent cette dilatation permanente de l'urèthre absolument sans symptômes et ne se plaignent ni de douleurs, ni d'incontinence. D'autres, il est vrai, éprouvent pendant l'introduction du pénis une forte douleur et en gardent comme conséquence différentes formes d'ischurie. Il est probable que le volume et la forme du pénis jouent un rôle important dans des cas semblables. Dans beaucoup de cas analogues, la femme ne se plaint au médecin que de stérilité. La dilatation totale rétrograde du canal uréthral provient de l'extraction par pression de pierres qui ont séjourné dans la vessie ou de tumeurs vésicales arrachées qui sont évacuées par l'urèthre. Si des corps très volumineux sont souvent poussés à travers le canal uréthral, cela donne lieu chaque fois à de très fortes douleurs accompagnées d'un sentiment de pesanteur et de contraction pénible. La conséquence de ce mode de dilatation est toujours une incontinence d'une durée plus ou moins longue, et les femmes restent très longtemps dans cet état, de sorte qu'elles ne peuvent retenir leur urine que pendant un temps très court.

Une autre forme de la dilatation rétrograde du canal uréthral est produite par la descente, par suite d'accouchement, de la paroi vaginale antérieure et de la vessie qui y est attachée.

Par le fait que la paroi inférieure de la vessie et qu'une grande partie de la paroi supérieure du canal uréthral tombent, mais que la paroi antérieure du canal est fixée à la symphyse, le canal uréthral prend une forme d'entonnoir, la grande circonférence de l'entonnoir regardant la vessie. Par suite, la partie la plus importante du sphincter vésical, l'urèthre postérieur et le col de la vessie, sont tendus, occasionnant une incontinence relative, c'est-à-dire que, dans la position couchée, les patientes peuvent retenir leur urine, mais dans la position debout, principalement lorsque la pression du ventre, comme par exemple dans les accès de rire et de toux, agit, l'orifice externe seul n'est plus en état de résister à la pression de l'urine.

Il ne pourra être question d'un traitement de la dilatation générale antéro-postérieure du canal de l'urèthre en présence de symptômes non équivoques. Lorsqu'on fait par hasard la découverte d'un urèthre dilaté et que la patiente effectue depuis des années le coït sans inconvénients et sans dérangements consécutifs, il n'y a aucune raison d'agir.

Si, par contre, le canal uréthral est endommagé et enflammé par le traumatisme, et si l'incontinence subsiste encore, il faut recourir à un traitement approprié à cette affection.

Fréquemment la suppression de la cause mécanique suffit pour amener la guérison ; on y contribue éventuellement par des injections astringentes dans l'urèthre.

Mais si l'incontinence reste en permanence en dépit de la guérison des altérations de la muqueuse, une opération peut seule être efficace.

Dans toutes les opérations de ce genre, il faut retenir tout d'abord le principe émis par Fritsch que les parties atteintes du rétrécissement sont principalement l'urèthre postérieur et le col de la vessie. C'est là que se trouve le sphincter principal de la vessie, auquel on peut attribuer une force de résistance suffisante. Preuves en soient d'une part les insuccès fréquents de toutes les autres opérations, qu'elles soient dirigées contre le rétrécissement du conduit uréthral antérieur ou contre le déplacement et l'extension de l'orifice externe. (Il est vrai que dans ces sortes d'opération on obtient de beaux succès temporaires, mais ils disparaissent généralement lorsque la tuméfaction consécutive n'existe plus ; toujours est-il que tous ces procédés sont incertains.) D'autre part, on voit souvent, même dans des altérations complètes de l'urèthre antérieur ou de la dilatation totale de l'urèthre jusqu'à l'orifice interne, les patientes rester cependant absolument à l'abri de l'incontinence.

Si l'on veut par conséquent obtenir un succès certain et durable, il faut détacher l'urèthre du vagin, et après avoir pratiqué sur le vagin une incision longitudinale de longueur suffisante, on fait dans toute l'épaisseur de la paroi de l'urèthre postérieur, jusqu'au col de la vessie, une large excision. La suture complète de la blessure occasionnée s'effectue dans les meilleures conditions sur une sonde rigide que l'on y a introduite.

Fritsch a aussi exécuté cette opération en séparant l'urèthre et la vessie de la symphyse depuis l'incision vestibulaire et en faisant ainsi, à partir du haut, des excisions dans l'urèthre et la vessie.

En ce qui concerne le traitement consécutif, il faut certainement recommander de placer une sonde à demeure. Toutefois, on doit avoir la précaution, si l'on n'a pas opéré suivant le procédé de Fristch et si, par conséquent, la ligne de suture est située à la paroi postérieure du canal uréthral, de fixer l'extrémité libre d'une sonde de Nélaton contre la symphyse, de manière à ce que l'extrémité libre de la sonde ne déchire pas la blessure. Cette précaution est évidemment inutile si l'on a opéré suivant Fritsch, la ligne de suture se trouvant à la paroi antérieure.

Mais l'on peut aussi, suivant le conseil de Fritsch, faire précéder l'opération de l'urèthre, de l'établissement d'une fistule vésico-vaginale, afin que la blessure uréthrale puisse guérir sans perturbation. La fermeture de la fistule artificielle s'effectue très facilement une fois que l'urèthre est cicatrisé, ces fistules guérissant dans la règle par granulations jusqu'en un canal très fin.

Il suffit alors souvent d'une simple cautérisation de la fistule restante, pour amener la guérison. S'il est nécessaire, on fera l'avivement et une suture.

Une opération qui constitue une intervention moins importante, mais qui, par contre, n'est pas sûrement à l'abri des récidives, est la torsion du canal uréthral selon Gersuny. On exécute cette opération de la manière suivante :

On fixe d'abord le bord de l'orifice externe au moyen de deux anses de fil ; ensuite l'orifice externe est découpé et l'urèthre tout entier avec la plus grande quantité possible du tissu environnant est rendu libre jusqu'à la vessie. On tourne alors le canal uréthral au moyen des deux anses jusqu'à ce qu'une sonde mince puisse seule encore le traverser.

Là-dessus on fixe l'urèthre à l'aide d'une suture dans sa nouvelle position et on ferme la plaie opératoire. On peut aussi y laisser à demeure un fin cathéter, afin d'éviter le cathétérisme qui serait éventuellement nécessaire pendant la période de cicatrisation. Ce qui dans ce procédé est désagréable, c'est la gangrène partielle de l'urèthre, qui peut parfois se produire ; en outre, on a constaté des récidives au bout d'un certain temps ; mais on peut alors sans autre inconvénients répéter la même opération.

La dilatation rétrograde totale de l'urèthre, causée par le passage de pierres ou de tumeurs, n'atteint pour ainsi dire jamais ou très rarement seulement un degré tel qu'une intervention sanglante devienne indispensable, la cause n'étant pas permanente ou ne se reproduisant pas fréquemment. Ces incontinences cessent, pour la plupart, spontanément.

En ce qui concerne maintenant l'étirement en forme d'entonnoir du canal uréthral, par la descente de la paroi vaginale antérieure dans les suites de couches, il appartient à la thérapeutique habituelle d'intervenir, avec tous les moyens dont elle peut disposer, pour favoriser l'involution postpuerpérale des organes génitaux, comme par exemple les lavements au seigle ergoté, les injections astringentes dans le vagin, le tamponnage à la glycérine.

Mais si cet état persiste plus longtemps, on peut très bien ramener la continence jusqu'au moment de l'involution complète, en introduisant un pessaire dur. L'aide apportée au canal uréthral par l'effet de la pression du pessaire suffit pour établir une fermeture complète de la vessie. Il va sans dire que l'on enlèvera le pessaire dès que l'involution des organes génitaux aura progressé suffisamment.

Aux formes déjà mentionnées d'incontinence, il y a lieu d'ajouter les deux suivantes :

Dans les suites de couches il peut se produire deux sortes d'incontinences : elle peut provenir de la parésic traumatique du sphincter, par suite de la pression de la tête ou de l'introduction d'instruments, ou, en cas de processus infectieux, de la parésie inflammatoire du même organe et cela soit que l'inflammation se porte directement sur la vessie et l'urèthre, soit que le sphincter soit distendu par œdème collatéral.

La thérapeutique de ce processus est purement expectative dans le cas de parésie traumatique ; le sphincter se guérit relativement vite après les couches, du dommage qu'il en a subi. La parésie inflammatoire ne peut évidemment pas être traitée directement ; cette sorte d'incontinence ne disparaîtra que lorsque le processus qui l'a causée aura disparu ou sera en voie de guérison.

Divers degrés aigus d'incontinence peuvent aussi être provoqués par le fait que des cicatrices du vagin arrivent jusqu'à l'urèthre et produisent un relâchement de ce dernier par la rétraction qui en résulte. Des cicatrices de ce genre peuvent résulter de lésions du vagin, causées par l'accouchement, ou bien elles peuvent subsister comme résidu d'opérations fistulaires, ou, enfin, ce sont des cicatrices dures restant de processus syphilitiques passés. Ces cicatrices altèrent le pouvoir occlusif du compresseur uréthral, lorsqu'elles s'étendent directement de la lèvre antérieure du museau de tanche jusqu'à l'urèthre.

Le traitement consiste dans l'extension des cicatrices par un massage, ou bien il faut, si les cicatrices sont très fermes et résistent au massage, faire une incision à l'endroit le plus distendu ; on peut, encore mieux, faire une excision complète de la cicatrice, remplacer la perte de tissu par des lambeaux qu'on a pris aux alentours, et laisser guérir par gra

nulation les plaies résultant de l'ablation des lambeaux.

Albarran décrit un cas d'incontinence dans lequel
il y avait absence totale du fornix antérieur, de sorte
que le museau de tanche était directement en relation
avec la partie antérieure de l'urèthre. La patiente
pouvait, il est vrai, retenir l'urine dans la position
couchée, mais debout il y avait incontinence absolue.
L'utérus étant tout à fait mobile, Albarran explique
l'apparition de l'incontinence en disant que par suite
de la chute en avant de l'utérus, dans l'attitude perpendiculaire, le museau de tanche retombait en arrière,
et ouvrait ainsi l'urèthre postérieur.

Dans des cas semblables, il ne peut être remédié
que par la séparation de l'urèthre postérieur du
museau de tanche, et par une opération plastique
ayant pour but d'appliquer un lambeau entre le
museau de tanche et l'urèthre.

Il y a parfois aussi incontinence lorsque l'urèthre
a été déchiré longitudinalement par l'action des instruments dans les accouchements. Le canal uréthral
prend alors dans le vagin la forme d'une gouttière.
Si à cette occasion une trop grande partie de l'urèthre
n'a pas été endommagée, il suffit d'aviver les bords
libres de la gouttière, et de faire la suture sur une
sonde rigide qu'on y a introduite. Mais si une grande
partie de la paroi uréthrale a disparu, il faut remplacer la perte de substance en y adaptant des lambeaux.
On peut, soit tailler les lambeaux sur les deux côtés,
soit préparer sur l'un des côtés un grand lambeau
aux dépens de la paroi vaginale; on le fait pivoter
sur sa base, et on l'applique de manière à ce que la
surface vive regarde en dehors; on le coud de l'autre

côté au côté correspondant du reste de l'urèthre que l'on a avivé.

Des incontinences se produisent aussi par suite du manque de la plus grande partie de l'urèthre. Ces pertes de tissu peuvent être la suite de lésions traumatiques provoquées par l'accouchement, ou d'autres genres de blessures. Quelquefois ces défauts de l'urèthre peuvent avoir été occasionnés par l'enlèvement de tumeurs malignes.

La nouvelle formation d'un urèthre au moyen de la paroi vaginale, se fait sans grande difficulté si des cicatrices trop étendues n'ont pas atteint l'intégrité du tissu vaginal.

On peut préparer à nouveau soit des lambeaux bilatéraux ou un lambeau unilatéral. Éventuellement, on peut aussi employer le tégument de la vulve à la formation des lambeaux et à la reconstitution de l'urèthre.

Très souvent l'urèthre est rétabli, il est vrai, mais la fermeture n'est pas suffisante ; on peut alors essayer de remplacer cette fermeture par un moyen mécanique ; l'introduction d'un pessaire annulaire dur suffit parfois pour obtenir un résultat suffisant. Dans quelques cas, l'instrument figuré ci-contre m'a rendu de bons services (voir fig. 2). J'ai fait fixer un ressort d'acier à l'arçon épais d'un pessaire de Hodge, ressort qui remonte devant, et porte une petite pelote. Après avoir placé le pessaire, la pelote presse l'orifice extérieur contre la symphyse. Le ressort doit être d'une force suffisante pour que le détruseur puisse vaincre sa force occlusive. Dans un cas d'incontinence, Wertheim, après une opération plastique uréthrale difficultueuse, a fait établir un compresseur uréthral comme suit : d'une ceinture descend une boucle à ressort qui porte une pelote fixée à un prolongement en forme de doigt recourbé dans la direction du vagin, pelote qui comprime l'urèthre dans le vestibule.

Si des compresseurs mécaniques de ce genre ne peuvent pas être fixés pour un motif quelconque, il faut faire porter aux patientes un urinal en caoutchouc tendre.

Une forme d'incontinence partielle peut enfin être causée par un urétère surnuméraire débouchant dans

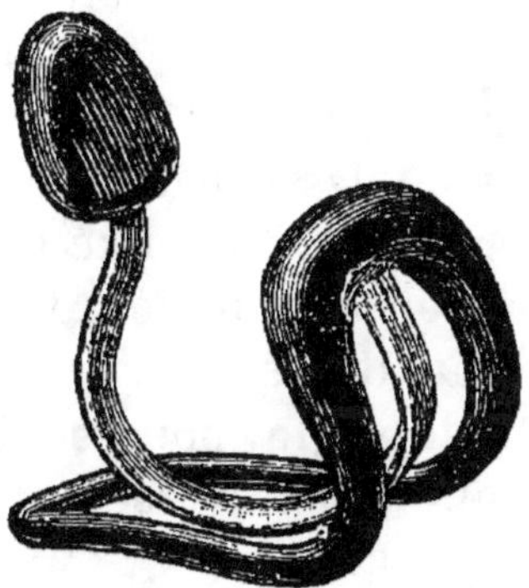

Fig. 2. — Pessaire annulaire à ressort pour fermer l'urèthre.

l'urèthre, ce qui fait que l'urine tombe goutte à goutte en permanence; à côté de cela, l'urine produite par les urétères débouchant dans la vessie, est évacuée régulièrement après les pauses ordinaires.

Le diagnostic se fait par l'examen endoscopique, et par le sondage de l'urétère surnuméraire. Pour guérir l'incontinence, on dissèque la portion vaginale de l'urétère, on résèque sa partie périphérique et on enfonce le moignon central dans la vessie en suturant cette dernière.

Si, en tout état de cause, il ne peut être question d'une opération plastique, on peut fermer la vessie complètement contre le vagin, en avivant et en suturant, on établit ensuite une embouchure artificielle à la vessie, au-dessus de la symphyse. On opère soit par les procédés de Witzel ou de Zuckerkandl, soit d'après Alexander. Suivant ce dernier on fait après la fermeture vaginale de la vessie une section vésicale au-dessus de la symphyse, on fixe la vessie par plusieurs points de suture à l'extrémité inférieure de la plaie abdominale, on pratique une petite ouverture dans la vessie, et on fixe dans cette fistule vésicale un bouton d'ivoire en forme d'haltère, pourvu d'un canal longitudinal ; ce bouton, grâce à sa forme, est maintenu dans la blessure lorsque celle-ci guérit par granulation. Au bouton est fixé un tuyau muni d'un robinet par lequel l'évacuation de l'urine a lieu dans les intervalles habituels.

On met dans le vagin, pour soulager en partie les sutures de fixation de la vessie, un anneau de Meyer ou un pessaire ovoïde.

IV

ÉNURÉSIS

On désigne sous le nom d'énurésis une forme spéciale d'incontinence. L'énurésis est cet état dans lequel la vessie n'est pas capable de retenir son contenu, quoique le besoin d'uriner ne soit pas augmenté, bien que la quantité d'urine ne dépasse pas la normale, et que le sphincter soit anatomiquement intact.

On distingue l'énurésis diurne, et l'énurésis nocturne.

L'*énurésis diurne* apparaît à deux degrés différents, soit comme incontinence relative, c'est-à-dire que le sphincter ne refuse d'agir qu'au moment d'exigences soudaines et impérieuses, ainsi lors d'accès d'éternuement, ou à la selle, etc., soit que l'urine tombe goutte à goutte en permanence. La première forme apparaît parfois dans les suites de couches tardives et se maintient alors pendant quelque temps. Le traitement le mieux approprié consiste dans le massage de l'urèthre suivant la prescription de Thure Brandt (massages avec vibrations d'arrière en avant). La seconde forme fut observée dans un cas de bactériurie et disparut à la guérison de cette affection.

L'*énurésis nocturne* apparaît dans la règle comme

suit : pendant les premières heures de la nuit ou vers le matin ou dans des cas plus rares plusieurs fois pendant la nuit, la vessie se vide soudainement d'un seul coup, sans que l'individu en ait conscience. Cette forme d'incontinence est en elle-même une affection extrêmement gênante, parce que le lit de la patiente et ses alentours prennent une odeur pénétrante d'urine qu'aucun moyen ne parvient à chasser.

Il est important de distinguer deux formes d'énurésis nocturne, l'une ayant pour cause des modifications anatomiques déterminées de l'appareil urinaire ou de ses annexes, tandis que l'autre ne permet pas de déceler de modifications anatomiques, et repose par conséquent sur des troubles nerveux ou tropho-neurotiques.

Les modifications anatomiques qui peuvent entraîner une énurésis nocturne sont les suivantes : adhérence du clitoris au prépuce, soudure de l'urèthre avec les replis aboutissant à l'hymen, ectropion de la muqueuse de l'orifice externe. Enfin j'ai observé dans des cas rebelles d'énurésis nocturne, qu'à l'examen cystoscopique, le bord de l'orifice interne n'était pas séparé comme d'habitude de la muqueuse vésicale par un liséré rougeâtre, mais que des prolongements de l'épithélium uréthral s'étendaient de l'orifice vers le trigone; leur ablation mit fin aux symptômes douloureux.

Les formes d'énurésis dans lesquelles des altérations anatomiques d'autres parties du corps sont en corrélation avec la maladie constituent une sorte de transition entre ce groupe et le groupe nerveux d'énurésis. On observe des énurésis chez les individus qui sont obligés de respirer par la bouche par hypertrophie des cornets nasaux ou par des végétations adénoïdes dans l'arrière-fosse nasale.

Le traitement des formes qui viennent d'être décrites sera donc dirigé contre les altérations pathologiques citées plus haut : libération du clitoris de ses adhérences, section des tractus fibreux de l'hymen, thermocautérisation de la muqueuse uréthrale hypéresthésique en ectropion, extirpation des cornets nasaux hypertrophiques, enlèvement des amygdales hypertrophiés. Si des prolongements épithéliaux sont la cause des énurésis, on les fait disparaître au moyen du galvano-cautère, en se servant du cystoscope.

Des maladies nerveuses générales occasionnent aussi de temps à autre des énurésis comme par exemple la danse de Saint-Guy.

Dans cette dernière affection un bon moyen de combattre l'énurésis nocturne est l'emploi méthodique de la quinine.

Dans beaucoup de familles, l'énurésis nocturne est héréditaire. On a cherché les explications les plus diverses, pour rendre compte des formes d'énurésis dans lesquelles on n'a pu démontrer des altérations anatomiques comme cause de l'affection. On a incriminé tour à tour l'irritabilité du centre spinal de miction et l'excitabilité exagérée du centre cérébral de la miction.

L'explication qui me paraît la plus plausible pour tous ces cas est celle de Mendelsohn. D'après lui la forme nerveuse d'énurésis nocturne n'est que l'expression d'une diminution dans le fonctionnement de l'appareil contractile de la vessie, normal en lui-même, mais insuffisamment développé, ou arrêté dans son développement par des troubles intercurrents. Les enfants, peuvent à l'état de veille, lorsque le besoin d'uriner se fait sentir, aider le sphincter vésical non soumis à la volonté, par la contraction de muscles accessoires. Pendant le sommeil, cette faculté n'existe plus. Le détruseur entre en action d'une manière réflexe, par suite du besoin d'uriner et le sphincter n'est pas encore suffisamment fort pour résister à la contraction réflexe de la vessie. A cela il faut ajouter que chez les enfants habitués à vider fréquemment leur vessie pendant la journée, la durée du sommeil compte environ le même nombre d'heures que le temps de veille.

Comme cause favorisant l'énurésis, peuvent encore survenir : l'excitabilité anormale de l'appareil urinaire dans la diathèse urique et la faiblesse de tout le corps, dues à des anomalies de constitution, à la suite de scrofule, de rachitisme, d'anémie.

Au point de vue pratique, on peut encore diviser ces différentes formes d'énurésis en deux catégories. Dans l'une on range les cas qui existent depuis la naissance et dans lesquels, par conséquent, il n'y a jamais eu une fonction permanente normale des sphincters pendant la nuit ; la seconde est composée des cas où l'énurésis ne se produit que dans l'adolescence, après que la fonction du sphincter vésical a été absolument normale pendant plusieurs années déjà.

Les premières formes ne sont dues généralement qu'à des causes nerveuses, et disparaissent avec la puberté ; la seconde catégorie est formée dans la règle de cas provenant de modifications anatomiques. Par conséquent l'affection en question se prolonge au delà de l'âge de la puberté, si les causes fondamentales qui l'ont provoquée n'ont pas été éliminées.

En ce qui concerne maintenant le traitement des énurésis nerveuses, on aura naturellement à soigner les symptômes nerveux réellement existants, ou à chercher à améliorer la nutrition chez les individus affaiblis.

Une grande partie des remèdes recommandés comme spécifiques contre l'énurésis, ne sont autre chose que des toniques, et par conséquent leur effet n'est que problématique.

Si l'on considère la difficulté d'établir les causes de cette affection et le peu de clarté des symptômes des énurésis nerveuses, on comprend la quantité de remèdes qui ont été proposés pour combattre cette maladie. Comme spécifique on prend Tinct. Rhoïs. arom. XV gouttes deux fois par jour. Winckel recommande sirop d'iodure de fer 7,0, eau distillée, sirop simple aa 50,0 ; prendre une cuillerée à thé toutes les deux heures. On a recommandé contre l'énergie excessive supposée du détruseur l'extrait de belladone et l'atropine, etc.

Enfin on a aussi prôné comme moyen infaillible l'application de vésicatoires dans la région des reins, des douches froides dans les bains chauds et autres excitatifs analogues. Tout cela est une nouvelle preuve d'un fait déjà connu, c'est que certains symptômes nerveux cessent pendant quelque temps sous l'influence de fortes réactions dues à une cause extérieure.

Le moyen le plus récent employé actuellement est l'application de la position déclive à la patiente pendant le sommeil, en partant de l'idée qu'en employant ce traitement la surface de l'urine qui se rassemble dans la vessie, se place de telle façon qu'elle n'atteint

que plus tard, l'ouverture du canal uréthral, lequel
ne serait par conséquent excité à l'évacuation que
plus tard.

Je ne prends pas cette explication pour bonne.

Il paraît plutôt qu'ainsi que l'ont établi Guyon et
son école, le besoin d'uriner est surtout provoqué par
la dilatation de la vessie. Il est relativement indifférent
à quelle hauteur se trouve le niveau de l'urine.
D'autre part il est très difficile d'exécuter cette élévation du bassin chez des enfants et même chez des
patientes plus âgées, vu que, malgré le soulèvement
du pied du lit, le corps se rassemble transversalement
rendant ainsi l'élévation du bassin illusoire. Il est de
fait, que malgré des essais répétés de cette opération,
je n'ai obtenu aucun succès concluant, chez des
jeunes filles du moins.

On a en outre beaucoup recommandé de renforcer
le sphincter par l'excitation électrique. On a deux
méthodes à sa disposition pour cela. L'une consiste
dans l'introduction d'un rhéophore en forme de tige
dans le rectum et l'application d'une électrode plate
sur les reins ; dans l'autre méthode on introduit l'é-
lectrode négative dans l'urèthre, et le pôle positif est
appliqué sur la symphyse ; ensuite on fait passer un
courant interrompu. Je n'ai jamais obtenu un succès
remarquable par l'application de la première méthode ; la seconde méthode, à mon avis, repose beaucoup sur une base théorique ; elle n'est pratiquement,
guère exécutable, car aucune des patientes sur lesquelles je fis l'essai du procédé, n'a pu supporter
d'une manière durable l'électrisation directe de l'u-
rèthre, malgré un courant des plus faibles. La seule
méthode qui produise des résultats excellents et

réguliers est la méthode de la dilatation de l'urèthre suivant Saenger. Ce dernier introduit une sonde métallique pour femme dans l'urèthre et la vessie jusqu'au trigone et dilate ensuite à chaque séance l'urèthre plusieurs fois, en bas, à droite et à gauche, mettant une grande importance à ce que la pression et la distension soient vigoureuses et suffisantes, mais aussi à ce que chaque action n'ait qu'une courte durée. Par le fait de l'introduction profonde de la sonde l'urèthre postérieur et le col de la vessie sont vigoureusement distendus par ces mouvements. Les séances doivent être journalières au commencement ; plus tard il ne faut procéder que tous les deux ou trois jours.

On peut employer aussi pour ces dilatations les tiges uréthrales de Dittel ou chez les enfants une sonde utérine.

Il va sans dire que ce traitement va de pair avec toutes les autres mesures utiles à prescrire dans des cas pareils.

On défendra par conséquent toute boisson plusieurs heures avant de se coucher ; par contre il faut faire évacuer la vessie immédiatement avant de se mettre au lit.

On combat par une cure d'eaux lithinées la forte excrétion d'acide urique qui peut éventuellement exister. Mais comme ces eaux-ci augmentent la diurèse, il faut attendre la disparition des urates avant de passer à la cure par la dilatation. Enfin il faut habituer les patientes à retenir l'urine pendant la journée longtemps, alors même que le besoin d'uriner s'annonce d'une manière relativement pressante.

Il reste à mentionner que la constipation habituelle

ou l'existence de parasites dans le rectum peuvent produire dans le bassin une congestion telle, que l'énurésis en est facilitée. La masturbation que l'on accuse si fréquemment d'être la cause de l'énurésis ne l'est pas toujours ; cette cause peut être, dans la plupart des cas, la conséquence d'un état qui favorise l'énurésis, comme par exemple l'action des parasites, le prolapsus uréthral.

V

URÉTHRITE

La forme la plus fréquente de l'uréthrite est l'uréthrite gonorrhéique. Celle-ci peut se produire à tout âge, dès que l'infection existe. A l'époque de la grossesse et de la menstruation, la résistance à l'action du poison gonorrhéique est diminuée. L'infection peut aussi bien être amenée par le coït que par des ustensiles contaminés du pus gonorrhéique ou en cas de viol par le doigt.

La période d'incubation est très courte; les patientes ressentent déjà deux jours après que l'infection a eu lieu un chatouillement dans l'urèthre; l'orifice externe est devenu plus rouge, et est plus sensible au toucher; le troisième ou le quatrième jour commence déjà la sécrétion du pus. Des gouttes épaisses, d'un jaune-vert, sortent de l'urèthre; par la suite, la sécrétion devient moins abondante et, pour amener le pus à la vue, on doit presser l'urèthre d'arrière en avant, avec le doigt.

L'uréthrite une fois devenue chronique, la sécrétion est plus visqueuse et d'une couleur gris jaunâtre plus prononcée.

La preuve de l'existence des gonocoques se fait dans la plupart des cas où il existe une sécrétion significative, par la méthode de Loeffler. Dans les cas douteux, le procédé de culture de Wertheim fournit des indications décisives.

Il est important de faire ressortir que dans certaines circonstances l'uréthrite gonorrhéique peut aussi suivre son cours, pour ainsi dire, sans symptômes subjectifs. Les chatouillements dans l'urèthre sont faibles ; de plus, il est à remarquer que les jeunes femmes interprètent les petites douleurs survenant à l'urèthre comme une suite de la défloration. Ce n'est que lorsque d'autres symptômes génitaux conduisent la patiente chez le médecin que l'on découvre, à l'examen, l'existence d'une uréthrite gonorrhéique, dont les patientes n'avaient pas le moindre soupçon.

Parfois, il est vrai, les symptômes sont très alarmants, les patientes ont un besoin d'uriner très fréquent, allant parfois jusqu'à la douleur ; l'évacuation de l'urine même est extrèmement douloureuse, l'urèthre tout entier semble blessé. A la palpation, la paroi tout entière du canal uréthral est trouvée enflée, et très sensible à la pression ; par suite de l'enflure, la muqueuse déborde par-dessus le bord de l'orifice externe et elle est colorée en rouge foncé.

L'endoscopie d'un cas aigu d'uréthrite gonorrhéique montre la disparition du plissement en forme de grillage de la partie antérieure ; la muqueuse est d'un rouge foncé, veloutée, et, à certaines places, on distingue des points sanguinolents.

Dans les cas qui surviennent d'une manière foudroyante, des saignements spontanés de l'urèthre peuvent se produire comme conséquence de l'infarctus inflammatoire, analogue à la gonorrhée russe de l'homme. Dans les cas de ce genre, la santé générale est troublée déjà sans que des symptômes de maladies génitales existent, les patientes souffrent de dépressions psychiques et ont aussi parfois de la fièvre.

Les cryptes, aux alentours de l'orifice externe, sont généralement aussi remplies de pus gonorrhéique, et ont déjà été fréquemment, par ce fait, confondues avec des abcès. Il ne s'agit pas ici, cela va sans dire, d'abcès fermés et ensuite ouverts, mais d'une inflammation gonorrhéique de ces cryptes.

Les canaux uréthraux qui correspondent chez l'homme aux glandes de Cowper sont également très souvent le siège d'une inflammation gonorrhéique aiguë.

On trouve sous l'orifice de l'urètre deux tumeurs fluctueuses, environ de la grosseur d'un pois, qui sont très sensibles à l'attouchement et qui, lorsqu'on exerce une pression sur elles, excrètent un pus fétide par l'urèthre.

Les symptômes aigus diminuent généralement au bout de huit jours, et quand il y a guérison spontanée, tout le processus se termine en quatre ou six semaines.

Lorsque l'uréthrite est devenue chronique, différentes modifications secondaires se produisent. Les orifices des glandes de Littré apparaissent sur la muqueuse comme des taches jaunes. Dans l'endoscope, l'épithélium de l'urèthre se montre épaissi et stratifié par places, de sorte que l'on voit des taches grises, ternes. L'injection des vaisseaux que, d'ordinaire, on aperçoit très distinctement dans le voisinage des orifices, a disparu, la muqueuse tout entière est d'un rouge sale. Parfois, on trouve au sommet des plis proéminents de la muqueuse des érosions pareilles à des ulcères. Enfin, il peut se former des granulomes qui ont leur siège sur des fissures.

Dans la gonorrhée les fissures surgissent ordinairement par le fait que des lésions de la muqueuse ont été produites par des instruments, lésions dont la guérison ne se fait pas sans difficulté dans le tissu en état d'inflammation et qui peut être entravée par des actions thérapeutiques récentes, de sorte que ces pertes de substance prennent un caractère ulcéreux. Dans l'endoscope, les fissures ont l'aspect de légères fentes jaunes.

Plus tard, dans le cours de l'uréthrite chronique, des infiltrations périglandulaires et périmuqueuses qu'on peut distinctement reconnaître à la palpation, peuvent survenir. Il peut aussi arriver que des infiltrations périuréthrales fondent par suppuration, et il se forme ensuite ce qu'on appelle des abcès suburéthraux. On trouve ensuite sur la paroi vaginale antérieure des tumeurs fluctueuses sensibles à la pression et par-dessus lesquelles la paroi vaginale est souvent tendue et lissée par œdème de ses replis. Les abcès suburéthraux de ce genre atteignent parfois une grosseur telle, qu'ils peuvent être confondus avec des cystocèles. Le diagnostic différentiel s'établit par le fait que l'on ne peut pas pénétrer depuis l'urèthre à l'intérieur de ces tumeurs au moyen d'une sonde, et que l'on ne peut les faire excréter dans l'urèthre par pression. Le traitement de ces abcès consiste dans l'incision, suivie d'une tamponade.

Le diagnostic d'une uréthrite gonorrhéique ne présente pas de difficultés. Il n'y a guère d'autres formes de l'uréthrite purulente chez la femme. La source de l'infection est, dans la règle, aisée à découvrir. La preuve de l'existence de gonocoques est facile à établir. L'uréthrite gonorrhéique chronique fournit généralement aussi encore des gonocoques; en outre, les autres éléments diagnostiques sont faciles à fixer par l'endoscopie; la gonorrhée de l'utérus, qui existe en même temps, fournit ordinairement un indice.

Le traitement de l'uréthrite gonorrhéique chronique doit satisfaire d'importants *desiderata*. Il ne s'agit pas seulement de localiser ou d'éviter les suites de cette affection, de soulager les douleurs et les tourments des patients, mais il y a aussi à considérer qu'en face de la ténacité extraordinaire du processus gonorrhéique des muqueuses, une uréthrite gonorrhéique latente constitue un danger permanent pour l'appareil urogénital.

Une des exigences fondamentales auxquelles doit répondre un traitement rationnel, est de pouvoir prévenir la possibilité d'une réinfection d'une d'altération mécanique.

Dans la gonorrhée récente, il y a lieu de se dispenser de toute intervention, médicamenteuse ou instrumentitielle; si possible, il faut maintenir les patientes au lit. Les douleurs à l'orifice externe sont le mieux adoucies à l'aide de compresses de liqueur de Burow diluée dans une double quantité d'eau. On combat la strangurie éventuelle par l'emploi de suppositoires de morphine.

Une décoction de feuilles de raisin d'ours et d'herniaire prise plusieurs fois par jour exerce également une action calmante. Il faut éviter de donner des balsamiques, vu la possibilité d'une excitation des reins.

Si, lors d'une gonorrhée débutante, on peut maintenir la patiente au lit, si l'on peut éviter toute atteinte aux organes génitaux, et si l'on peut faire suivre un régime approprié, excluant toute consommation d'alcool, on obtient la guérison sans autre traitement. Mais comme il ne peut généralement pas être satisfait à toutes ces exigences, la plupart des uréthrites gonorrhéiques passent à l'état chronique, et ce sont ces dernières qui forment la majeure partie des cas que le gynécologue est appelé à traiter.

On cherchera tout d'abord à guérir une uréthrite gonorrhéique chronique par l'introduction de crayons médicamenteux. L'iodoforme est un remède excellent contre cette affection.

Rp.   Iodoforme 1,0
Butyr. Cacaos. q. s. pour faire 10 crayons
largeur 0,5 cm., longueur 4 cm.

Point de cire !

Lorsque les patientes souffrent d'un besoin d'uriner violent, et si l'urèthre est très sensible, il est recommandable d'ajouter de la cocaïne aux crayons.

Rp.   Iodoforme. 1,0
Cocaïn muriat. 0,20
Butyr. cacaos. q. s. et comme ci-dessus.

Comme ces bâtonnets fondent lentement, et qu'en conséquence, la quantité déjà très minime de cocaïne qu'ils renferment n'est que très lentement résorbée, le danger d'intoxication par la cocaïne n'existe pas. Mais on obtient en tout cas deux résultats avantageux : 1° le besoin d'uriner est diminué par la cocaïne, ou même réprimé complètement pour longtemps;

2° les malades prennent une grande confiance dans le traitement, étant donné que les tourments disparaissent absolument pendant un certain temps, immédiatement après l'introduction du crayon.

Il faut évidemment introduire passablement vite et avec habileté les crayons de beurre de cacao pur dans l'urèthre, attendu qu'ils fondent déjà très facilement avant l'introduction, par la chaleur de la main.

On pousse les bâtonnets par leur extrémité périphérique jusqu'à ce qu'ils soient enfoncés complètement dans l'urèthre, immédiatement derrière l'orifice externe, et l'on comprime ce dernier pendant une minute avec le doigt. Pendant ce temps, les crayons se sont suffisamment amollis à leur surface, pour rester attachés à la paroi uréthrale, et pour ne plus glisser dehors.

Si l'on croit ne pas pouvoir se dispenser de la cire pour constituer le petit crayon, pour donner à celui-ci plus de résistance, il ne faut pas alors perdre de vue qu'une partie du bâtonnet coule généralement dans la vessie, et qu'alors la cire se rassemble au fond de celle-ci en grappes composées de petites particules assemblées. Comme des dépôts de cire de ce genre peuvent amener aussi bien des sensations subjectives désagréables provenant de la vessie, que constituer un noyau de formation de concrétions, la prudence fait un devoir, lorsqu'on emploie des bâtonnets de cire, de cystoscoper la vessie au cours du traitement ou après celui-ci, afin de découvrir les morceaux de cire qui peuvent éventuellement exister dans ces organes. Mais très souvent ces concrétions de cire sont si fortement attachées à la paroi vésicale, qu'il faut se servir du cystoscope à opérations pour les éliminer.

Une grande partie des uréthrites chroniques guérissent rapidement sous l'action de l'iodoforme appliqué journellement. Mais si cela ne devait pas être le cas, ce qui n'est pas rare surtout dans les uréthrites gonorrhéiques avec infiltration dans la paroi uréthrale, il faut recourir à des mesures plus énergiques.

On essaie de faire disparaître les infiltrations en dilatant l'urèthre avec des tiges uréthrales de Dittel, en suivant une progression ascendante, jusqu'au numéro 30 dans des séances se succédant régulièrement.

On obtient la guérison des altérations de la muqueuse, en injectant au moyen de la seringue droite à pommade de Tommasoli (voir fig. 3) :

Pommade au nitrate d'argent.

Rp.   Nitrate d'argent . . . . 4,0 — 5,0
            Lanoline. 90,0
            Huile d'olive. 10,0

Mélangez exactement.

A employer tous les trois jours à raison de deux divisions de la seringue par séance. Les rétrécissements qui peuvent éventuellement exister doivent avoir été complètement dilatés, avant que l'on en arrive au traitement des modifications pathologiques de la muqueuse. Les fissures du canal uréthral guérissent généralement aussi après des injections de pommade.

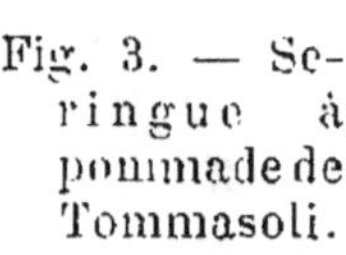

Fig. 3. — Seringue à pommade de Tommasoli.

Pour tous les cas qui viennent d'être cités, il n'y a pas lieu de recommander un traitement à l'uréthroscope parce que l'usage fréquent de cet instrument peut provoquer des réactions nerveuses, très fortes, et aussi parce que les produits médicamenteux introduits atteignent par leur simple fusion, de toute façon toutes les parties de l'urèthre. Les granulomes siégeant dans les parties supérieures de l'urèthre réclament absolument le traitement endoscopique, lequel devant être exécuté en une seule fois, ne peut amener des troubles nerveux chez la patiente. Les fissures opiniâtres sont aussi rendues visibles dans l'endoscope et brûlées au galvano-cautère.

Les inflammations gonorrhéiques des cryptes situées autour de l'urèthre et des conduits para-uréthraux exigent des soins assidus.

Ces parties deviennent le siège de sensations désagréables, spécialement par le fait que les malades, étant assises, y ressentent des douleurs qui augmentent jusqu'à en devenir insupportables. Parfois il s'établit dans ces cryptes de vrais ulcères qui entraînent une telle sensibilité, qu'il y a établissement de vaginisme.

L'intervention thérapeutique doit être radicale, les cryptes doivent être cautérisés, soit avec un paquelin fin, pointu, ou avec un galvano-cautère, les conduits para-uréthraux doivent être fendus et également détruits au moyen d'une anse rougie; le succès est immédiat en ce qui concerne la douleur et définitif en ce qui concerne la guérison.

L'uréthrite gonorrhéique des enfants guérit spontanément, simplement en maintenant propre les alentours de l'urèthre, comme cela a lieu également dans la vulvovaginite gonorrhéique.

Il faut éviter toute intervention locale à l'urèthre, car on pourrait provoquer des processus ascendants rapides dans l'appareil uro-génital.

On rencontre parfois chez les enfants une forme d'uréthrite non gonorrhéique, à la suite d'infection transplantée par des eczémas des organes génitaux, et ayant tendance à la nécrose. La suppuration ici est généralement minime, et ces uréthrites guérissent spontanément lors de la disparition des eczémas.

Certains auteurs décrivent aussi des uréthrites généralement traumatiques.

Les fissures traumatiques non gonorrhéiques de l'urèthre représentent une forme circonscrite de l'uréthrite traumatique. Un cathétérisme forcé ou l'usage d'un instrument mal approprié à son but, peuvent amener des lésions de la muqueuse uréthrale, principalement lorsqu'il s'agit d'une muqueuse de l'urèthre, fortement enflée ou congestionnée. Si par suite de ces blessures il se produit une ischurie, on cathétérise éventuellement de nouveau, et les petites blessures de la muqueuse sont réouvertes; il se produit alors l'ulcère de la muqueuse en forme de fente, que l'on désigne sous le nom de fissure. Ces blessures de la muqueuse sont sujettes à être infectées, attendu que des organismes pathogènes existent déjà normalement dans l'urèthre.

Ce genre de fissure a généralement son siège dans la partie la plus reculée de l'urèthre postérieur. Le diagnostic exact ne peut en être fait, cela va sans dire, qu'au moyen de l'endoscope, mais on peut déceler l'existence de fissures de ce genre d'après certains symptômes, à condition qu'aucun processus inflammatoire du canal uréthral n'existe. Les patientes qui ont une fissure éprouvent une douleur très forte immédiatement avant l'évacuation de l'urine, toujours au même endroit, lequel correspond précisément au siège de la fissure.

Lorsque l'urèthre a été blessé par le cathétérisme, ce que l'on peut reconnaître au sang qui reste attaché à la sonde, ou à la perte de sang qui s'ensuit par l'urèthre, il n'y a rien de mieux à faire, que cesser le cathétérisme, car ces altérations de la muqueuse ont lieu dans la règle de l'extérieur à l'intérieur et elles ne prennent pas d'extension par l'action de l'urine s'écoulant normalement.

Mais si la douleur et la perte de sang persistent longtemps après le cathétérisme qui en est la cause, ou s'il existe des symptômes d'une fissure, il faut faire une exploration endoscopique et éventuellement cautériser la fissure.

Une uréthrite suppurante non gonorrhéique, peut être produite par la présence d'un chancre mou dans le canal uréthral. Le pus sécrété est séreux et floconneux ; l'ulcère a généralement son siège près de l'orifice externe et peut être rendu visible en écartant l'ouverture de l'urèthre. Si la gonorrhée ne coïncide pas avec cet état, ce qui n'est pas rare, il va sans dire que les gonocoques font défaut dans les cellules de pus.

La thérapeutique qui, comme on le sait, ne peut pas arrêter le développement d'un chancre, consiste dans le maintien de la propreté du vestibule et éventuellement dans l'introduction de bougies iodoformées dans l'urèthre.

Lorsqu'il s'agit de déterminer exactement la présence d'un chancre, il faut faire une auto-inoculation à l'individu malade.

Ehrens décrit une tuberculose de la muqueuse uréthrale qui peut se produire sous la forme miliaire ulcéreuse et diphtérique (caséeuse). Personnellement je n'ai pas eu l'occasion de constater des cas de ce genre.

La détermination des nécroses pures du canal uréthral résistera rarement à la critique d'un diagnostic exact.

On trouve généralement encore, comme cause d'une sensibilité anormale de l'urèthre, ou de contractions réflexes énergiques dans sa partie postérieure, des contusions, varices, fissures.

Je n'ai jamais pu constater non plus, jusqu'à présent un spasme idiopathique de l'urèthre postérieur.

Ce n'est que dans le cas de hyperacidité de l'urine qu'on trouve une sensibilité augmentée du canal uréthral, sensibilité qui peut même atteindre au paroxysme de la douleur.

Lorsqu'on a réussi à faire disparaître cette hyperacidité par des moyens convenables, le mieux par l'ingestion de bicarbonate de soude à forte.dose, les douleurs et la sensibilité disparaissent également sans que, avant comme après, on ait pu trouver à l'examen aucune modification anatomique de l'urèthre.

Lorsque les sensations désagréables qui se produisent dans l'urèthre dans les cas de diathèse goutteuse et de très fortes excrétions d'acide urique ont lieu, on trouve la muqueuse uréthrale particulièrement congestionnée.

Sur l'image endoscopique, toute la muqueuse du canal uréthral se montre recouverte d'un réseau de vaisseaux extraordinairement nombreux et serrés ; la muqueuse offre au regard de l'observateur exercé

« l'image de l'irritation ». Ces phénomènes disparaissent aussi bien subjectivement qu'objectivement lorsqu'on a obtenu la guérison en ayant fait prendre des remèdes reconnus comme dissolvant l'acide urique. J'ai obtenu les meilleurs résultats dans des cas semblables en prescrivant des eaux minérales lithinées.

Les douleurs du canal uréthral qui surviennent parfois au cours de maladies de l'épine dorsale, ne peuvent naturellement pas être prises pour des névroses uréthrales *sui generis*.

VI

RÉTRÉCISSEMENT

On comprend sous le nom de rétrécissement ou
de stricture une diminution du diamètre du canal
uréthral par suite de la formation de cicatrices et de
tissus inodulaires dans la paroi uréthrale même. Les
symptômes de la stricture consiste en partie dans la
difficulté mécanique d'évacuer l'urine, en partie dans
des états consécutifs de la vessie, enfin dans des symptômes généraux réflexes.

En ce qui concerne la difficulté d'uriner, il y a lieu
de remarquer que l'évacuation de l'urine ne se fait
que par suite d'un effort conscient et, dans les cas plus
graves, que sous l'influence d'une forte pression, et,
qu'en conséquence du rétrécissement du canal, la
miction exige chaque fois un temps extraordinairement long. En même temps, le besoin d'uriner est
généralement plus fréquent. Enfin après que l'évacuation de la vessie a eu lieu et surtout lorsque les
strictures existent depuis longtemps, un écoulement
subséquent, goutte à goutte, de l'urine a lieu. Ceci
s'explique par le fait que derrière le rétrécissement
l'urèthre se dilate généralement avec le temps et c'est
de ce petit réservoir que sort après coup l'urine qui
y a séjourné.

Lorsqu'on palpe un urèthre où siège une stricture

quelque peu étendue, on parvient très bien à délimiter par la simple palpation le tissu cicatriciel du tissu normal.

La vessie devient bientôt le siège d'une hypertrophie fonctionnelle par suite de l'effort fait pour vaincre la résistance occasionnée par la stricture. Chez beaucoup de femmes les strictures du canal uréthral ont très rapidement un effet défavorable sur l'état général. Il se produit des symptômes de neurasthénie générale tout à fait semblables à ceux que l'on trouve chez l'homme, dans les cas d'uréthrite chronique postérieure et de rétrécissements; les femmes se tourmentent et deviennent anxieuses par suite du sentiment qu'elles ont besoin de faire un effort vigoureux à chaque évacuation d'urine et que le besoin d'uriner devenu plus fréquent interrompt d'une manière sensible le sommeil.

A l'endoscopie, la stricture se décèle par un rétrécissement distinct de l'urèthre, lequel est reconnaissable par le fait que le tube endoscopique ne peut pas être poussé en avant à l'endroit en question et que le déroulement de la muqueuse par-dessus le bord du tube n'a déjà plus une apparence normale dans le voisinage du rétrécissement. Dans la règle, la muqueuse est blanchâtre par-dessus le tissu stricturé même, à reflets mats, et parfois traversé de traits tendineux.

On distingue, au point de vue de leur siège, les rétrécissements de l'urèthre antérieur et ceux de l'urèthre postérieur. Les premiers sont les plus fréquents.

En ce qui a trait au nombre des strictures au même endroit, il faut remarquer qu'il est rare d'en rencontrer plusieurs l'une derrière l'autre.

D'après leur formation, on distingue les strictures longitudinales, situées seulement dans la paroi anté-rieure et postérieure, les strictures annulaires, embras-sant en forme d'anneau toute la circonférence de l'urèthre, les strictures en forme de valvule et en forme de pont dans lesquelles des parties du tissu cicatriciel deviennent proéminentes dans le canal uré-thral même.

Suivant le degré du rétrécissement, on parle de strictures franchissables lorsqu'on est toujours en mesure de les traverser avec des bougies.

L'appréciation du degré de l'inextensibilité dans les cas de rétrécissement est ordinairement toute relative. Une stricture est qualifiée infranchissable lorsque l'urine peut passer encore goutte à goutte, tandis que l'introduction d'instruments ne réussit déjà plus. Enfin une stricture peut être absolument infranchissable même pour l'urine, principalement à la suite d'enflure accessoire.

Ce que l'on désigne, suivant Otis, sous le nom de stricture large, est un cas pathologique dont on n'a pas encore pu faire une étude approfondie à la cli-nique de Vienne. Otis est d'avis qu'on doit déjà parler d'un rétrécissement du canal uréthral lorsque la dimension de l'urèthre, qu'il indique comme normale, ne peut déjà plus être établie au moyen de son uré-tromètre, alors même qu'on n'est pas en mesure de déterminer distinctement une modification calleuse de la paroi uréthrale.

Par suite des limites étendues dans lesquelles varie la dimension ou pour mieux dire l'extensibilité du canal uréthral de la femme, il est difficile d'exprimer en chiffres le degré d'un rétrécissement lorsque tout autre point de repère diagnostique fait défaut.

En ce qui concerne l'étiologie des rétrécissements, les urologues et les gynécologues arrivent de plus en plus à ne pas tenir compte des causes générales plus ou moins vagues qui occasionnent la formation de la stricture, parmi lesquelles figurent différentes dyscrasies, pour s'appliquer à chercher les véritables causes dans les processus locaux.

Les rétrécissements sont causés soit par la transformation en tissu conjonctif d'infiltrations périglandulaires et périmuqueuses, soit par le fait que les cicatrices qui subsistent après les pertes de substance de la muqueuse uréthrale, rétrécissent la dimension du canal par leur cicatrisation.

Les infiltrations périglandulaires et périmuqueuses sont amenées par la gonorrhée, surtout lorsque les cryptes de Littré et les lacunes de la muqueuse uréthrale deviennent le siège d'une suppuration gonorrhéique chronique.

Un traitement ayant une action irritante très forte peut aussi causer des infiltrations de ce genre; nous avons vu, Latzko et moi, des rétrécissements importants se produire très rapidement après un nettoyage de l'urèthre avec une solution de nitrate d'argent. Les pertes de substance et les cicatrices consécutives proviennent soit de traumatismes de l'urèthre, ou de processus ulcéreux s'établissant dans la muqueuse. Il faut citer parmi ces processus : le chancre mou, la sclérose, la tuberculose.

Les rétrécissements traumatiques proviennent généralement de lésions causées *intra partum*, lors d'une intervention chirurgicale.

Les rétrécissements sont l'objet d'un traitement

médical, dès le moment où ils ont été diagnostiqués. Le diagnostic s'établit par le sondage du canal uréthral.

Ce qui est le plus pratique c'est, autant que possible, d'effectuer le sondage à l'aide d'instruments rigides. Les tiges uréthrales de Dittel sont le mieux appropriées à ce but. On choisit la tige la plus épaisse parmi celles qui peuvent encore être introduites par l'orifice externe, afin qu'éventuellement l'existence d'une stricture ne puisse passer inaperçue.

Lorsque la sonde traverse une partie rétrécie, on a le sentiment très caractéristique d'être engagé dans celle-ci; lorsque la sonde a passé, elle reste prise dans le rétrécissement, ce que la main exploratrice sent très bien.

Pour avoir une connaissance exacte du rétrécissement, on accompagne la sonde de l'index de la main restée libre en la suivant depuis le vagin le long de l'urèthre.

On choisit si possible des sondes solides, attendu qu'elles donnent une sensation plus nette qu'un cathéter ou une bougie élastique. Il est en outre extrêmement important de rendre exempt de germes l'orifice externe et de travailler avec des mains et des instruments aseptiques, car une lésion de la muqueuse uréthrale causée par le sondage peut entraîner après elle, si l'on opère sans précautions antiseptiques, une grave infection.

Si l'on ne peut pas entrer dans une stricture avec une sonde métallique, on essaie de pénétrer avec des bougies élastiques minces, éventuellement avec des cordes à boyaux. On connaît les procédés de Mosétig pour le sondage des strictures très étroites. On remplit tout le canal uréthral devant la stricture avec des cordes à boyau, après quoi on essaie de pousser en avant une corde après l'autre. Une des nombreuses cordes ainsi introduites se trouvera certainement en face du rétrécissement et pourra y pénétrer. Une fois qu'on a passé le rétrécissement avec une corde à boyau, on l'y laisse longtemps afin que par son gonflement elle élargisse la stricture et rende le passage plus facile une autre fois.

Si un rétrécissement présente des complications quelconques pour la traversée ; si, par exemple, le passage se fait subitement, d'une manière imprévue, ou si le rétrécissement présente à divers moments des difficultés variées au passage de la sonde, il est absolument indiqué de faire un nouvel examen au moyen de l'endoscope, afin de se rendre compte de la présence éventuelle de rétrécissements en forme de pont ou de valvule, ceux-ci donnant lieu à des indications spéciales.

Le traitement des strictures est sanglant ou non sanglant. Cette dernière intervention consiste dans la dilatation méthodique. Le déchirement du rétrécissement, la divulsion, est un procédé dont l'emploi ne doit certainement pas être recommandé, à cause des nombreux dangers qu'il présente au point de vue de la production de lésions locales et de la possibilité d'infection et de réaction générales ; c'est pourquoi je ne traiterai pas ici les différents procédés appliqués dans cette méthode de traitement.

La dilatation méthodique s'effectue de la manière suivante : on pousse au travers du rétrécissement des numéros toujours plus grands des tiges uréthrales de Dittel et on les laisse toujours quelques minutes dans l'urèthre. Une fois arrivé au numéro Charrière 14 ou 15, il y a lieu d'introduire un second numéro, plus fort, déjà dans la même séance et de répéter chaque fois cette opération au cours du traitement ; on réussit alors beaucoup plus vite. L'emploi de bougies ne doit avoir lieu qu'en cas de nécessité, alors que les difficultés de pénétration mentionnées plus haut se produisent.

Pour réussir plus rapidement par la dilatation méthodique, dans les cas de strictures très étroites, on emploie les sondes de Maisonneuve. Celles-ci se composent de deux parties : la première est une bougie conique mince (bougie filiforme), portant à son extrémité large un écran, la seconde est une sonde métallique conique, portant à son extrémité étroite un pas de vis qui peut être vissé dans l'extrémité épaisse de la bougie. Le raccordement des deux parties de l'instrument s'établit de telle manière qu'après avoir vissé la sonde à fond, le point de jonction est absolument lisse. Pour le canal uréthral de la femme on emploie des sondes métalliques toutes droites. L'application de l'instrument a lieu alors de la manière suivante : on pousse d'abord la bougie filiforme à travers le rétrécissement. Une fois celui-ci dépassé, on visse la sonde et on la pousse également à travers le rétrécissement, ce qui réussit facilement sous la conduite de la bougie qui précède. Par l'avancement de la sonde, la bougie arrive tout entière dans la vessie et s'y enroule. Le sondage effectué, on retire sonde et bougie d'un seul coup.

Pour pouvoir cathétériser des rétrécissements très étroits, ne laissant passer qu'une bougie filiforme, Zuckerkandl a fait construire des cathéters métalliques pouvant être vissés à des bougies filiformes ; ceux-ci introduits dans la vessie de la manière indiquée plus haut en rendent l'évacuation possible dès le passage à travers le rétrécissement.

Il est très important de remarquer que l'on ne doit absolument pas cesser la dilatation lorsqu'on est parvenu à passer sans obstacle la sonde la plus forte, correspondant au diamètre de l'orifice externe. Seul le fait que l'urèthre tout entier, par suite du traitement, est devenu mou et souple donne l'indication de cesser, mais, en tout état de cause, il est encore indispensable d'introduire de temps en temps à travers l'urèthre la tige la plus épaisse possible, afin de prévenir les récidives.

Le traitement sanglant de la dilatation des rétrécissements peut être entrepris à l'intérieur, ce qui constitue l'uréthrotomie interne, ou à la paroi extérieure, ce qui est l'uréthrotomie externe.

L'uréthrotomie est indiquée lorsqu'on se trouve dans la nécessité d'obtenir un succès rapide, lorsqu'on a affaire à des rétrécissements en forme de pont ou de valvule ou lorsqu'une stricture de constitution dure, calleuse, fait prévoir avec certitude une récidive prochaine ou encore lorsqu'il s'agit d'un genre de rétrécissement qui, malgré la dilatation, a donné lieu à des récidives fréquentes et rapides.

L'uréthrotomie interne est effectuée de la manière la plus pratique, au moyen de l'uréthrotome de Maisonneuve, accommodé à l'urèthre de la femme, en ce que sa partie courbe est aplanie (voir fig. 4).

L'uréthrotome de Maisonneuve consiste en un tuyau en forme de cathéter, aiguisé à sa partie concave et à l'extrémité duquel une bougie filiforme peut être vissée.

Dans la cannelure du tuyau se meut, sous la conduite d'un porte-lame, une lame tranchante ayant la forme d'un triangle équilatéral; le sommet du couteau est émoussé par un bouton tandis que les côtes sont aiguisées.

Pour l'exécution de l'uréthrotomie, la bougie filiforme est en premier lieu introduite à travers le rétrécissement, ensuite le tuyau conducteur est vissé à son extrémité et, sous la conduite de la bougie, poussé dans le rétrécissement.

A la suite de cette opération la lame est introduite dans le canal de la sonde conductrice et son arête coupe transversalement le rétrécissement par une pression exercée sur le porte-lame; en reti-

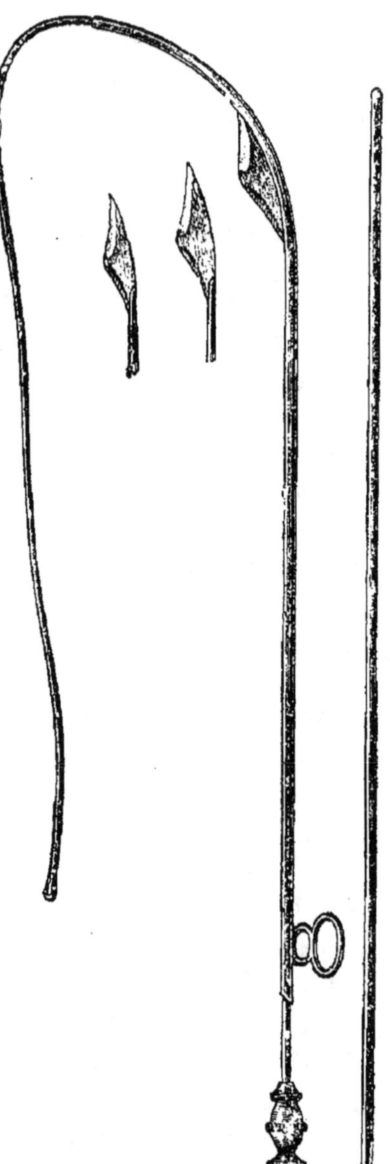

Fig. 4.
Uréthrotome de Maisonneuve.

rant le couteau, on peut faire une seconde section à l'endroit voulu en tournant l'instrument de la manière convenable.

Après avoir enlevé l'instrument tout entier, on place dans le canal uréthral une sonde à demeure (Nélaton n° 16), enduite de glycérine iodoformée à 10 p. 100, et qu'on laisse pendant six ou huit jours.

Dans la vessie même on injecte une fois par jour par la sonde, après évacuation et jusqu'à guérison complète, environ 30 grammes, d'une émulsion d'iodoforme à 10 p. 100.

Une condition nécessaire pour effectuer l'uréthrotomie interne, c'est la possibilité pour la sonde conductrice de traverser le rétrécissement.

L'uréthrotomie externe est appliquée dans le cas de rétrécissement infranchissable ou lorsque l'urèthre est entouré d'un cal d'une étendue et d'une dureté telles qu'on ne saurait songer à une guérison radicale autrement qu'en procédant à l'extirpation de ce cal.

S'il s'agit d'un rétrécissement d'un orifice externe, imperméable, on fera une incision à partir de la tumeur uréthrale, autant que possible suivant une ligne médiane dans la direction de la vessie, afin d'arriver sur la muqueuse uréthrale normale, après avoir traversé le cal. A-t-on atteint cette muqueuse, on détache la partie calleuse et on coud la muqueuse normale, par son bord, au moignon sanglant de la paroi uréthrale restante ; là-dessus on referme l'incision vaginale. On peut sacrifier un morceau assez grand de l'urèthre antérieur sans avoir à craindre l'incontinence.

S'il s'agit d'un rétrécissement placé au milieu de

l'urèthre, on pousse une sonde jusqu'à la stricture, et, après avoir fendu la paroi vaginale, on fait une incision sur l'anneau calleux et on l'extirpe, de sorte qu'on arrive au moignon central de l'urèthre.

On introduit ensuite la sonde dans ce moignon et l'on peut alors faire de suite une opération plastique à lambeaux, ou bien on laisse la guérison de l'urèthre se produire par granulation, par-dessus une sonde à demeure, de préférence une de Nélaton, de sorte qu'à la place du cal, se forme du tissu conjonctif tendre.

Si un rétrécissement de ce genre, dur, calleux, imperméable, a son siège à la paroi supérieure seulement, le plus pratique sera d'opérer, suivant le procédé indiqué par Fristch, pour les excisions de l'urèthre. De la section vestibulaire, on détache l'urèthre par le haut, on excise la partie visée et on laisse le tout se cicatriser par granulation par-dessus une sonde placée à demeure.

Je n'ai pas d'expérience propre de ce que l'on désigne sous le nom de traitement électrolytique des rétrécissements et je n'ai encore jamais senti la nécessité d'employer ce procédé.

VII

URÉTHROCÈLE

On désigne généralement sous le nom d'uréthrocèle une dilatation partielle de la paroi de l'urèthre; mais il est bon de retenir que l'on comprend sous ce nom des états pathologiques très différents. On ne peut considérer comme uréthrocèle véritable, qu'une excavation de la paroi même du canal uréthral. Parmi les excavations faussement désignées sous le nom d'uréthrocèles, sont comprises toutes les tumeurs à contenu liquide, qui sont, il est vrai, en relation avec le canal uréthral, mais qui ne font que toucher à la paroi du canal uréthral.

Les uréthrocèles véritables naissent à la suite de lésions traumatiques causées par l'accouchement, celui-ci amenant une déhiscence de la tunique musculaire du canal uréthral, de sorte que la muqueuse uréthrale s'excave en forme de hernie.

Il est compréhensible que ces uréthrocèles ne sont pas particulièrement grandes et qu'elles communiquent avec le canal uréthral. Elles sont dégarnies de l'épithélium uréthral et contiennent généralement un mucus purulent.

Les fausses uréthrocèles sont des tumeurs cystiques à contenu purulent ou athéromateux, lesquelles se sont ouvertes sur le canal uréthral et qui ont avec celui-ci une communication fistulaire, ou bien aussi, ce sont des lacunes élargies de l'urèthre.

Ces diverticules lacunaires naissent généralement par le fait qu'ils sont restés béants après une inflammation et que des concrétions, provenant de l'urine qui y est restée stationnaire, se sont fixées à leur paroi, de sorte qu'avec le dépôt progressif de phosphate, la lacune s'est aussi agrandie ; il peut aussi arriver qu'il reste dans une lacune de ce genre, une pierre importée de la vessie, pierre qui s'est agrandie par l'apport successif de phosphates et qui a, de cette manière, élargi de plus en plus la lacune.

Les symptômes de l'uréthrocèle sont très variés. Parfois les uréthrocèles existent sans provoquer aucune plainte de la part du sujet, de sorte qu'on ne les découvre que par hasard. Mais lorsqu'une inflammation s'y établit, il se produit pendant la miction des douleurs qui peuvent devenir aiguës. ou bien encore l'uréthrocèle acquiert une grosseur considérable et se remplit d'urine; les malades n'éprouvent pas alors, après avoir uriné, une satisfaction complète, mais le besoin persiste et instinctivement elles expriment la tumeur avec les doigts.

Des tumeurs apposées par leur paroi postérieure au canal uréthral, peuvent souvent êtres supportées sans symptômes, attendu que leur accroissement a lieu dans la direction du vagin; seulement, lorsqu'elles deviennent le siège d'une inflammation, elles causent une douleur très forte et peuvent, lorsque se prépare la perforation dans la direction de l'urèthre, provoquer un empêchement de la miction, par suite d'enflure œdémateuse des alentours.

La littérature signale aussi des cas où des uréthrocèles ont été produites et entretenues par des varicosités de la muqueuse uréthrale.

Le diagnostic du diverticule uréthral se fait facilement par la découverte d'une tumeur siégeant sur la paroi uréthrale, fluctuante et dans laquelle la sonde peut pénétrer depuis l'urèthre. Lorsqu'on presse sur la tumeur, elle vide son contenu dans le canal et ensuite par l'orifice externe.

Il va sans dire que le traitement rationnel est tout opératif. On fend la paroi de la tumeur sur une sonde creuse introduite par le canal uréthral, on excise après l'introduction d'une sonde dans l'urèthre la portion de muqueuse en excès, et. le cas échéant, on procède à l'énucléation de la poche du kyste que l'on pourrait rencontrer. On recoud exactement la paroi uréthrale et la blessure fistulaire. Chez les personnes craignant absolument l'intervention du scalpel on peut oblitérer le sac en exprimant méthodiquement son contenu après chaque miction, ce qu'on laisse naturellement aux soins de la patiente ; en injectant des liquides caustiques dans la cavité de la tumeur, on obtient la guérison, ou à défaut de celle-ci, une notable amélioration.

VIII

PROLAPSUS DE LA MUQUEUSE URÉTHRALE

Le prolapsus de la muqueuse uréthrale est une
maladie de l'enfance ou de la vieillesse. Les âges intermédiaires en sont généralement exempts. La muqueuse
située immédiatement à l'ouverture de l'urèthre surgit au dehors, ou bien la muqueuse devient mobile à
un endroit déterminé des parties élevées, avance
ensuite de plus en plus sous l'influence de certaines
circonstances, pour enfin apparaître à l'orifice externe.
Dans la règle, la muqueuse ne se détache pas d'une
manière symétrique dans l'urèthre. Généralement, la
paroi postérieure avance plus que la paroi antérieure.

Le prolapsus forme une tumeur variant entre la
grosseur d'un pois et celle d'une cerise ; cette tumeur
est recouverte d'une muqueuse et elle couvre l'embouchure du canal uréthral. Généralement, c'est seulement par la suite que l'on voit se produire une forte
enflure de la partie déjetée en avant, lorsque sa surface a été blessée par traumatisme et qu'il y a, de
ce fait, enflure réactive du tissu et que la stase en est
augmentée parce que l'anneau de l'orifice externe
devenu trop étroit resserre le prolapsus.

La couleur de la tumeur varie aussi suivant son
degré de développement. Un prolapsus qui n'est pas
spécialement maltraité a une couleur rouge vif. Lors-

qu'il existe déjà depuis longtemps, une partie de l'épithélium peut avoir été desséchée par l'exposition à l'air, ou bien il y a par places des petites pertes de substance ulcéreuse, places qui sont recouvertes de croûtes.

Si l'enflure et l'incarcération ont atteint un degré plus prononcé, le tout devient d'un rouge bleuâtre, et par endroits se trouvent fixées des croûtes noires. Lorsque le prolapsus est resserré, la muqueuse proéminente saigne très facilement et est aussi très sensible.

Les inconvénients ressentis sont très différents, suivant les divers degrés de l'affection. Un gros prolapsus enflé cause évidemment des dysuries très considérables, par suite du rétrécissement du passage, et aussi par le fait que l'humectation des surfaces vives par l'urine est très douloureuse.

Le diagnostic qui permet d'établir s'il s'agit réellement d'un prolapsus de la muqueuse, et non pas d'un caroncule uréthral ou d'une autre tumeur de l'urèthre, se fait en constatant l'existence de l'entrée du canal uréthral au moyen d'un cathéter ou d'une sonde.

La distinction entre un prolapsus situé immédiatement à l'orifice de l'urèthre et la descente de parties de la muqueuse situées plus haut, s'établit en essayant, après avoir introduit un cathéter dans l'urèthre, de pénétrer à la circonférence extérieure du prolapsus à l'aide d'une sonde à bouton. S'il s'agit d'un prolapsus de la première catégorie, il va sans dire que l'on ne peut pas pénétrer au delà de l'orifice externe, tandis que dans le prolapsus des parties supérieures de la muqueuse uréthrale, on peut arriver jusqu'au point d'inversion de la muqueuse. On est ainsi en mesure d'encercler le prolapsus tout entier au moyen de la sonde.

On a indiqué comme cause du prolapsus qui se produit chez les enfants, la croissance irrégulière, surabondante, de la muqueuse, comparativement à celle de la couche musculaire ; dans la vieillesse, par contre, la diminution du tissu conjonctif rendrait la muqueuse plus mobile. Le fait est que ce sont les enfants qui sont le plus fréquemment atteints de prolapsus uréthral, car ils mettent souvent et énergiquement en action la pression abdominale, soit qu'ils souffrent de bronchite ou de coqueluche ou qu'ils soient sujets à une constipation chronique, et qu'en conséquence ils doivent, à chaque selle, exercer une pression très forte. La largeur anormale du canal uréthral constitue une disposition favorable à la naissance d'un prolapsus.

La vulvo-vaginite des jeunes filles est une affection qui favorise également le prolapsus uréthral.

Enfin il peut être causé par le fait qu'un polype de la muqueuse uréthrale, par sa croissance et sa descente à travers l'urèthre, entraîne avec lui la partie sur laquelle il s'est formé ; mais généralement cette cause ne provoque qu'un prolapsus partiel de la muqueuse.

Chez les enfants, le prolapsus des parties supérieures de l'urèthre récidive ordinairement à intervalles de temps plutôt longs, après que le redressement a eu lieu.

Le traitement dépend du degré de développement du prolapsus.

Les petits prolapsus récents, non exulcérés, gué-

4.

rissent ordinairement par redressement au moyen du cathéter ou de la pression du doigt, à condition que l'on puisse éliminer les causes de l'affection, c'est-à-dire en guérissant la bronchite, la coqueluche, la constipation, la vulvo-vaginite.

Si un prolapsus est exulcéré, il faut tout d'abord guérir les ulcères. C'est ce qu'on obtient le mieux par des compresses d'eau blanche ; l'enflure du prolapsus tout entier diminue et celui-ci peut alors être redressé. Il est utile dans ce cas de placer, pour quelques jours, une sonde à demeure maintenant la muqueuse pressée contre la musculature correspondante.

Si le prolapsus est enflé et agrandi à tel point, par strangulation et excoriation, que son étendue dépasse considérablement l'orifice externe du canal uréthral, une opération devient nécessaire. Le meilleur procédé est l'incision radiaire multiple avec un galvanocautère ou un Paquelin mince, procédé que Israël a employé le premier. Cette opération doit être recommandée aussi dans les prolapsus des parties supérieures de la muqueuse.

En considération du danger de la sepsie, on exécutera d'autant moins la ligature du prolapsus sur un cathéter rigide au moyen d'un fil de soie qu'aujourd'hui on ne le fait plus pour les hémorroïdes.

Le traitement du prolapsus par excision et suture demande encore quelques explications spéciales. On peut naturellement détacher sans autre, avec les ciseaux, un prolapsus des parties antérieures, et réunir soigneusement au moyen d'une suture les bords circulaires de la plaie qui en résulte.

Mais si l'on a affaire avec un prolapsus des parties

supérieures de l'urèthre, on doit fixer par des sutures la circonférence intérieure de la muqueuse de l'urèthre avant l'excision, et exécuter seulement après le sectionnement de la partie à faire tomber, puis coudre la muqueuse fixée aux sutures à la muqueuse de l'orifice, car sans cela la muqueuse intérieure, correspondant à la partie supérieure descendue, se retirerait.

C'est pour la même raison qu'on doit rejeter l'opération qui consiste à détacher circulairement un prolapsus de la partie supérieure du canal uréthral à l'aide d'une ligature élastique, sur une sonde rigide ou par un Paquelin, car le moignon central du canal uréthral se retire, et une grande partie de la paroi intérieure serait complètement dévêtue de la muqueuse qui le recouvre. Ce manque de muqueuse ne peut alors guérir que par granulation; il se produit une cicatrice du tissu conjonctif avec rétrécissement consécutif de l'urèthre. Derrière cette cicatrice, se produit une dilatation du canal uréthral, un véritable diverticule. Les malades urinent dans celui-ci, et c'est de ce dernier que l'urine tombe goutte à goutte en permanence, par le canal uréthral; ou bien aussi les malades vident ce diverticule avec les doigts, après évacuation complète de la vessie. Les patientes n'ont alors plus, en fait, de prolapsus uréthral, mais bien une sorte d'incontinence et un rétrécissement.

Kleinwächter recommande pour le traitement de ces prolapsus des parties centrales de l'urèthre, l'ouverture du canal par une section longitudinale, afin de pouvoir exciser et coudre la muqueuse à l'endroit voulu. Mon opinion est que le procédé d'Israël, de l'incision radiaire au galvano-cautère est certainement préférable au procédé de l'excision et de la suture, lequel présente des difficultés et un traitement subséquent compliqué. Le premier est facilement exécutable, et donne de bons résultats, définitifs.

Les prolapsus de la muqueuse qui proviennent de la descente de celle-ci ensuite de l'insertion d'une tumeur, guérissent définitivement une fois la tumeur enlevée.

IX

CALCULS URÉTHRAUX

Les calculs uréthraux ne sont pas si rares qu'on le pense. Ce sont des calculs rénaux ou des éclats de calculs vésicaux qui sont restés accrochés dans une lacune uréthrale, lors de l'évacuation, et qui y ont été grossis par des apports successifs; ou bien c'est un corps étranger qui reste piqué dans la paroi de l'urèthre, et constitue de cette manière le noyau d'un calcul; ou encore il se produit seulement une lithiase par la stagnation de l'urine dans un uréthrocèle.

Ces calculs donnent ordinairement la sensation d'une douleur permanente à l'endroit où ils siègent.

Quelquefois des pierres d'une certaine grosseur sont cause que l'urine s'écoule goutte à goutte. On peut très bien les palper depuis le vagin.

Le traitement pour enlever le calcul et, d'autre part, pour faire disparaître le diverticule dans lequel il avait son siège, consistera à fendre vagin, septum uréthro-vaginal et urèthre, à enlever la pierre et à exciser le diverticule; ensuite, coudre séparément l'urèthre et la paroi vaginale.

X

NÉOPLASMES DE L'URÈTHRE

Parmi les néoplasmes du canal uréthral, on cite comme étant les plus fréquents ce que l'on désigne sous le nom de caroncules uréthraux. J'estime qu'on doit restreindre l'expression de caroncules uréthraux à une forme très précise de néoplasmes, la plupart des gynécologues comprenant sous ce nom la forme que nous décrivons ci-dessous.

Ces caroncules uréthraux sont des angiocavernomes s'établissant à l'orifice externe ou dans son voisinage dans l'urèthre. Ils atteignent une grosseur très variable, allant de celle de la tête d'une épingle à une petite cerise, et se produisent plus fréquemment chez les femmes âgées.

Ces caroncules uréthraux sont extrêmement sensibles à l'attouchement, surtout lorsqu'on essaie de les détacher par leur base; parfois ils sont fixés à la muqueuse par un pédicule.

Le diagnostic de cette forme de caroncule s'établit en constatant que leur volume peut être réduit en grande partie sous la pression des doigts. Ils sont généralement d'un rouge vif, et ne donnent ordinairement pas lieu à des hémorragies spontanées.

Leur traitement consiste à les cautériser au moyen du thermocautère, en ayant soin de protéger le reste de la muqueuse par l'introduction dans l'urèthre d'une sonde plate, large, ou en les saisissant avec la pincette, en tirant leur pédicule, en sectionnant celui-ci avec les ciseaux, et en fermant la plaie ainsi causée au moyen d'une ou deux fines sutures.

Ces angiomes caverneux de l'urèthre ont une propension très considérable à récidiver.

Les tumeurs inflammatoires sont des tumeurs semblables, quant à la forme, elles surgissent de la muqueuse du canal uréthral par l'extension de l'inflammation des glandes de Littré.

On trouve dans celles-ci aussi de nombreuses néoplasies vasculaires, sans cependant qu'il y ait production de structure caverneuse; les vaisseaux sont généralement en état d'inflammation.

Neuberger a trouvé des gonocoques dans la cavité glandulaire de ces tumeurs.

Le traitement le plus pratique de cette affection, étant donné la constatation de Neuberger, consistera dans la destruction de la tumeur au fer rouge.

Les granulomes, que j'ai observés surtout dans les cas d'uréthrites chroniques, lorsque celles-ci ont été traitées par une intervention opératoire mal choisie, constituent une troisième forme de tumeur, semblable aux caroncules. On trouve, ordinairement, droit au-dessus de l'orifice externe, dans l'urèthre, plusieurs tumeurs d'un rouge vif à base large, allant jusqu'à la grosseur d'un pois. Ces tumeurs saignent abondamment et spontanément, ou par suite d'un attouchement accidentel. Elles sont aussi le siège de fortes douleurs vagues, qui affectent extraordinairement les patientes, bien que ces tumeurs soient relativement insensibles au toucher.

Il est probable qu'elles contribuent aussi à l'entretien de la gonorrhée chronique, ainsi que cela ressort des constatations suivantes. Lorsqu'on enlève ces granulomes par grattement, ou de toute autre manière, on voit qu'ils ont surgi d'une perte de substance ulcéreuse, d'une fissure du canal uréthral. Aussi longtemps qu'on n'a pas fait disparaître cette fissure, ces granulomes croissent toujours de nouveau ; la gonorrhée et les douleurs subsistent.

On traite ces tumeurs par l'ablation des granulomes à la cuiller tranchante et par la cautérisation de la fissure au thermocautère ; lorsqu'elles ont leur siège dans les parties supérieures de l'urèthre, on les enlève dans l'endoscope.

Il faut citer parmi les néoplasmes de l'urèthre, d'un genre parfaitement défini, le fibrome de l'urèthre. Celui-ci se développe le plus souvent sur la muqueuse, où on le remarque comme polype pédiculé de l'urèthre ; parfois il apparaît à l'embouchure du canal uréthral et, comme on l'on déjà dit, il donne lieu au prolapsus de la muqueuse. Les polypes apparaissent souvent à l'orifice externe, poussés par le jet de l'urine, pour se retirer en arrière une fois la miction effectuée ; on peut aussi les mettre au jour en pressant sur le canal uréthral.

Le traitement consiste dans l'ablation avec l'anse du galvano-cautère à l'aide de l'uréthroscope.

Les fibromes s'établissent aussi parfois dans les tissus sous-muqueux ; ils atteignent quelquefois une grosseur très considérable, sans empêcher la miction lorsqu'ils sont fixés à la paroi postérieure, attendu qu'ils se développent dans la direction du vagin. Les fibromes de la paroi antérieure, croissant dans la direction de l'ouverture de l'urèthre, provoquent l'apparition de symptômes de sténose.

Parmi les néoplasies malignes, le carcinome est le plus fréquent ; il se montre sous la forme de carcinome de la muqueuse uréthrale, comme aussi à l'état de carcinome périuréthral. Le carcinome uréthral primaire a généralement son siège à l'orifice externe. Ce dernier devient bosselé ; de chacune des gibbosités des bourgeons épithéliaux peuvent être exprimés ; mais le carcinome se trahit principalement par sa dureté caractéristique. Les alentours, corrodés par la secrétion carcinomateuse, sont généralement excoriés.

Les malades se plaignent de douleurs lancinantes rayonnant vers le clitoris. A part cela, l'évacuation de l'urine peut avoir lieu longtemps sans troubles, jusqu'au moment où le passage de l'urine sur les excoriations cause des douleurs. L'incontinence peut aussi ne pas exister aussi longtemps que la partie postérieure du canal uréthral est intacte, même lorsque le carcinome a déjà substitué toute la partie antérieure de l'urèthre et que l'urine coule derrière le carcinome.

Le carcinome périuréthral a généralement son siège dans la partie supérieure de l'urèthre et provoque souvent l'apparition de symptômes marqués d'ischurie. Son diagnostic ne pourra que rarement être établi avant le commencement de l'exulcération. Il est vrai qu'on peut supposer l'existence d'un carcinome lorsqu'on sent un épaississement en forme de cordon le long de l'urèthre, que celui-ci est extraordinairement dur et qu'une sonde introduite ne peut pas être palpée à travers cette partie infiltrée.

On a aussi observé des sarcomes dans le canal

uréthral. Il va sans dire que l'extirpation radicale des tumeurs malignes est le seul traitement à appliquer. En ce qui concerne le remplacement des tissus enlevés, c'est-à-dire l'exécution d'une intervention plastique sur le canal uréthral, voir le chapitre *Incontinence* et ceux traitant des « *Opérations de la vessie.* »

La syphilis peut provoquer des formations de gomme suivies de pertes de substance.

Le diagnostic est établi par la constatation d'autres symptômes de syphilis et *ex juvantibus*.

Le traitement est celui de la syphilis générale.

Enfin on décrit aussi des cystes de l'urèthre, provenant des canaux uréthraux, cystes qui sont analogues aux glandes de Cowper de l'homme. Lorsqu'ils sont cause de troubles, on les extirpe en totalité et on suture le siège de la tumeur.

XI

EXAMEN DE LA VESSIE CHEZ LA FEMME

L'exploration de la vessie de la femme peut avoir lieu par inspection, par palpation extérieure ou intérieure, ou enfin par l'inspection oculaire de la surface interne de la vessie.

L'inspection extérieure ne peut évidemment donner que des résultats relatifs et problématiques, étant donné qu'en admettant que la vessie soit fortement distendue, on ne peut que çà et là être renseigné par le bombement des parois abdominales et par la délimitation d'une saillie en forme de boule.

La palpation extérieure de la vessie par le moyen de l'exploration bimanuelle donne cependant parfois des résultats utilisables. On peut de cette manière se faire une idée exacte de la forme de la vessie à l'état plein, ainsi que de sa conformation après évacuation au moyen de la sonde. Du même coup on a des indications sur la sensibilité de la paroi vésicale, sur son épaisseur, sur les infiltrations partielles ou les épaississements ; ce mode d'exploration fournit surtout des données exactes lorsqu'il existe en même temps une forte rétroversion de l'utérus.

De même, on arrive quelquefois à être renseigné au sujet de la surface intérieure de la paroi vésicale, en cherchant à rapprocher une paroi de l'autre. On peut même, dans les cas favorables, palper des tumeurs vésicales ayant leur siège sur la surface vésicale intérieure.

La palpation intérieure de la vessie a lieu à l'aide d'instruments ou par l'introduction d'un doigt dans la vessie. L'exploration par instruments est exécutée en introduisant des sondes à calculs, lourdes, solides et à bec court. A l'aide de celles-ci on peut se rendre compte de la sensibilité de la muqueuse vésicale, s'assurer des nodosités qu'elle peut éventuellement présenter, établir par l'attouchement métallique l'existence d'incrustations, de pierres et d'autres corps étrangers, enfin rendre distinctement sensible à l'oreille le choc contre le bec de la sonde, de corps étrangers pouvant s'y trouver, en utilisant une plaque de résonance fixée au pavillon de la sonde.

L'exploration de la vessie au moyen de la sonde acquiert une importance spéciale lorsqu'il s'agit de fixer exactement les limites d'extension des parois vésicales, mais principalement dans les cas où il faut faire la preuve de l'existence de cystocèles ou de diverticules vésicaux. L'exploration est complétée par le fait que la position du bec de sonde est contrôlée d'une part avec les doigts de la main libre par le vagin, d'autre part par les parois abdominales. En mettant à jour l'ouverture vaginale, lorsqu'il s'agit de constater un cystocèle, on peut suivre du regard les mouvements du bec de sonde.

L'exploration au moyen d'une sonde doit être exécutée lorsqu'il s'agit de provoquer l'évacuation de l'urine de certaines parties supposées appartenant encore à la vessie ou lorsqu'on veut constater l'extension de la vessie par l'injection d'un liquide.

La palpation de la surface vésicale avec le doigt n'est évidemment possible que lorsque le canal uréthral est dilaté au point que l'on puisse y introduire un doigt jusque dans la vessie. Cela ne peut être le cas que lorsque la malade est affectée d'une dilatation générale du canal uréthral, ou bien lorsqu'on dilate suffisamment le canal uréthral pour pouvoir faire une exploration de ce genre, en employant des dilatateurs convenables, par exemple ceux de Simon ou de Hégar, ainsi que le pratiquent beaucoup de gynécologues. Pour cette opération il est indiqué d'inciser l'embouchure du canal uréthral à plusieurs endroits, afin de prévenir un plus grand déchirement et de fermer ces incisions par des sutures une fois l'exploration terminée. En observant les précautions qui viennent d'être indiquées, il n'est pas causé de dommages aux patientes par le fait de cette dilatation forcée de l'urèthre.

Par contre il faut bien remarquer qu'une dilatation brusque du canal uréthral n'aura lieu que rarement sans causer un préjudice durable à la patiente. Dans la règle il reste, sinon pour toujours, du moins pendant très longtemps, une incontinence, pour la guérison de laquelle on est souvent obligé d'effectuer des opérations plastiques, dont le succès est toujours douteux. D'autre part, beaucoup de cas consécutifs ne sont pas reconnus comme des incontinences directes ; dans ces cas, il est vrai, une incontinence absolue ne s'est pas produite par suite de la dilatation du canal uréthral, mais pourtant les patientes ne sont plus capables de retenir l'urine aussi longtemps qu'elles le faisaient avant l'exploration. Si l'on tient compte de ce fait qu'ensuite des progrès de la technique, nous avons à notre disposition beaucoup d'autres méthodes pour explorer l'intérieur de la vessie; il faut restreindre à l'extrême exception l'emploi de la dilatation forcée du canal uréthral dans le but d'explorer la vessie et ne l'employer qu'en cas de nécessité urgente.

L'inspection oculaire de la vessie a lieu soit au moyen de l'endoscope, soit avec le cystoscope. Dans l'endoscopie, on introduit dans la vessie par le canal uréthral un endoscope droit, et en éclairant convenablement le champ visuel de l'instrument introduit, on obtient une image réfléchie. De cette manière, on peut composer, au moyen d'une série de petites images une image complète de la surface intérieure de la vessie. L'instrument le plus pratique à cet effet est le panélectroscope de Leiter, dont la description a été faite dans le chapitre réservé à l'*Uréthroscopie.*

Il est évident que pour effectuer l'endoscopie de la vessie, celle-ci doit être complètement vidée avant l'introduction du tube; l'urine qui continue à couler, ainsi que les sécrétions qui pourraient éventuellement exister, sont enlevées dans le tube au moyen de petits tampons. Cette utilisation de l'endoscope se justifie lorsque la vessie est très sensible, de sorte qu'il n'est pas possible d'y introduire une quantité de liquide suffisante pour pouvoir effectuer la cystoscopie. Ici peut se produire un de ces cas dans lesquels il faut recourir à une dilatation préventive lorsqu'il s'agit de s'assurer de l'état de la muqueuse vésicale, alors que les circonstances ne permettent pas la cystoscopie. Mais on parviendra toujours à faire l'examen de la vessie en ne provoquant qu'une dilatation minime du canal uréthral, étant donné que dans ce mode d'exploration, on ne doit pas introduire des tubes d'un diamètre trop fort. Après une dilatation si réduite, il n'y aura pas à craindre une incontinence consécutive à l'exploration.

Ce que nous venons de dire de la dilatation forcée exagérée s'applique à toutes les méthodes d'exploration qui consistent dans le gonflement de la vessie au moyen de l'air, etc., après avoir effectué une dilatation considérable de l'urèthre. Une exploration cystoscopique qui exige la dilatation du canal uréthral dans le but de pouvoir introduire un cystoscope approprié, est une opération faisant souffrir inutilement les patientes, et cela simplement pour mettre en avant le nom d'un inventeur, car les résultats parfaits obtenus au moyen du cystoscope moderne de Nitze, instrument qui peut être introduit dans tout canal uréthral normal, rend inutile l'emploi d'un autre procédé.

La méthode la plus parfaite d'inspection oculaire de la vessie consiste dans la cystoscopie d'après Nitze. On peut recommander les cystoscopes de Nitze nos 1 et 2 comme étant les meilleurs pour cet examen. J'en donne ci-après la description en me servant des termes mêmes de Nitze :

« Dans ces cystoscopes la conduction du courant a lieu de la manière suivante : la masse de métal de l'instrument constitue l'un des pôles, tandis que l'autre est formé d'un fil isolé terminé, dans le bec ouvert, par une petite plaque de platine, mais qui est incliné de telle manière dans le corps de l'instrument, en une fourche allongée, que la vision à travers le tube qui reçoit l'appareil optique n'en est pas entravée. A l'extrémité extérieure, en forme d'entonnoir, le fil isolé aboutit à un anneau de métal également isolé, qui correspond à un second anneau fixé à la masse de métal de l'instrument. Pendant l'exploration, la pince est posée sur ces deux anneaux et établit la communication avec la batterie de piles (voy. fig. 7).

L'instrument qui ordinairement est suffisant pour toutes les explorations est le cystoscope n° 1 (voy. fig. 7). Le bec court, dont l'ouverture ovale, destinée à la sortie des rayons lumineux, est dirigée en arrière dans la direction de l'extrémité de l'instrument en forme d'entonnoir, fait avec le corps de l'instrument un angle obtus. Dans la concavité de cet angle, à l'extrémité de la tige, est pratiquée une ouverture carrée, dans laquelle un prisme à angle droit est fixé de telle manière que l'une des surfaces fasse continuation de la paroi supérieure du tube, tandis que le côté opposé est placé à angle droit contre l'extrémité de ce tube, ferme le conduit et est placé très près de l'objectif de l'appareil optique ; enfin la surface de l'hypoténuse formant miroir, est placée en diagonale dans la direction d'arrière en haut. Dans le corps du cystoscope, l'appareil optique est placé de façon que la surface libre de l'objectif touche la surface du prisme sur un des côtés de l'angle droit. Ce prisme règle les conditions optiques de l'appareil, de sorte qu'en regardant dans celui-ci on voit les objets situés à angle droit de l'axe de l'instrument et toujours la partie de ceux-ci qui se trouve à l'intérieur d'un cône idéal, dont l'axe serait perpendiculaire à la surface du prisme et dont l'angle au sommet serait de 45° à 65°.

De ce qui vient d'être dit il ressort que la partie

observée du champ visuel est d'autant plus grande que
cette partie est éloignée du prisme et que, inversement, cette partie est d'autant plus petite que la surface visible est plus rapprochée ; par contre, les détails
de l'objet paraissent d'autant plus grands que cet objet
est plus rapproché du prisme. Vus à travers ce cystoscope, les objets nous apparaissent dans la position
où nous les verrions dans un miroir rond égal en grandeur au champ visuel de l'instrument et dont la surface se trouverait dans le plan de l'hypoténuse du
prisme, lequel plan se modifie à chaque mouvement
de l'instrument. Cet appareil optique influence les
conditions de la vision de telle façon que nous obser-
vons dans ce miroir figuré, dont la grandeur reste
toujours la même, tantôt seulement une petite surface avec détails agrandis, tantôt une surface plus
grande à échelle rapetissée, et cela suivant l'éloignement de l'objet.

Le cystoscope n° 2 (voy. fig. 7 *bis*) sert à observer
exactement les parties situées directement devant le
cystoscope (voy. fig. 5 et 6). *b* est un prisme dont la
surface du côté de l'hypoténuse est étranglée et reçoit
l'image de l'objet situé vis-à-vis. Cette image est concentrée ensuite à travers l'objectif, formé de deux
fortes lentilles convexes *g*, et envoyée sur le miroir *h*
fixé à la courbe de l'instrument. La petite image est
projetée vers l'extrémité extérieure du tuyau par une
lentille *c* ayant une distance focale adaptée à la longueur de l'instrument, et, là, l'image est de nouveau
agrandie par une loupe. On obtient de la sorte des
images nettes et fortement éclairées des objets situés
vis-à-vis du prisme *b* et on peut observer avec une
grande netteté, en ne faisant pas de mouvement et la

vessie étant dilatée moyennement, les détails de la partie de muqueuse qui se trouve devant.

Les deux cystoscopes correspondent au n° 21 de la filière de Charrière.

Il va sans dire que l'estimation exacte des détails ainsi que du grossissement et de l'éloignement des parties visibles ne peut être acquise que par l'expérience.

La communication avec le courant a lieu dans les deux instruments au moyen de la pince déjà mentionnée, fixée sur l'anneau de l'entonnoir. A la poignée de la pince est adaptée un contact à coulisse, par lequel on peut commander la fermeture et l'ouverture du courant. De l'extrémité inférieure de la poignée sortent les conducteurs allant au générateur du courant. »

Ce que l'on utilise le mieux comme producteur d'électricité, ce sont les accumulateurs. Les accumulateurs ont, comparés aux piles à liquides ordinairement employées, les avantages suivants : les accumulateurs sont facilement transportables, ils restent longtemps utilisables sans soins spéciaux et, ce qui est le plus important, ils donnent au moyen d'un rhéostat réglé d'une manière déterminée, un courant absolument égal de sorte qu'il ne se produit aucun vacillement dans l'effet lumineux. Le chargement des accumulateurs peut être fait au moyen d'un simple commutateur, par des batteries, ou aussi par le raccordement à des canalisations de distribution d'électricité ; les appareils de chargement nécessaires étant fournis sans autre, chaque fois, par la maison qui fournit les accumulateurs.

Si l'on veut utiliser, comme source de courant,

l'électricité à haute tension des stations centrales, il faut intercaler des transformateurs entre la conduite et le cystoscope. Il va sans dire qu'il y a une précaution absolument indispensable à observer. La table d'examen aussi bien que le siège du médecin doivent être isolés au moyen d'une feuille de caoutchouc étendue sur le sol. A défaut de quoi on court le danger de la production de courts circuits qui peuvent porter un grave préjudice au malade, au médecin, ainsi qu'aux instruments. Le maniement de l'instrument nécessite aussi l'observation de diverses règles. L'instrument doit toujours être examiné au point de vue de son fonctionnement avant l'introduction. Par conséquent, on l'éclairera après avoir établi le courant, mais seulement de manière à s'assurer de l'incandescence du fil de charbon. L'incandescence de la lampe hors de l'eau la détruit très rapidement et endommage aussi les contacts de l'instrument, par suite de l'échauffement exagéré. Dans l'eau on ne portera aussi la lampe que jusqu'à incandescence vive afin de ne pas la mettre rapidement hors de service.

La lubrification de l'instrument s'opère avec la glycérine dont on a enduit le cystoscope au moyen d'un flacon compte-gouttes. On emploie de la glycérine, parce qu'elle se dissout rapidement dans l'eau et qu'en conséquence, la fenêtre du prisme se dégage très rapidement après l'introduction; enfin, grâce à la facile dissolution de la glycérine dans l'eau, il ne peut pas se produire des dépôts graisseux dans la vessie.

Le maniement du cystoscope a lieu en fixant avec une main la pince et en tournant avec l'autre le cystoscope à l'intérieur de la fourchette. Les mouvements

d'avant et d'arrière, ainsi que les mouvements nécessaires de l'entonnoir de l'instrument, sont effectués
avec la pince.

L'exploration d'une vessie au moyen du cystoscope
ne se fait jamais sans remplir la vessie avec de l'eau.
On satisfait ainsi à trois desiderata : 1° le cystoscope
reste toujours suffisamment rafraîchi par son contact
avec l'eau; 2° on obtient un éclairage diffus égal;
3° la vessie est dépliée.

On emploie pour le remplissage de la vessie, de
l'eau tiède stérilisée.

Les conditions préliminaires à la cystoscopie sont
la perméabilité de l'urèthre pour l'instrument, la
possibilité de pouvoir remplir la vessie d'une quantité d'eau déterminée, enfin la limpidité de l'eau.

La perméabilité du canal uréthral peut presque
toujours être obtenue. Le canal uréthral de la femme
peut être très facilement dilaté à la dimension voulue,
même lorsqu'il existe des rétrécissements, au moyen
des bâtonnets uréthraux de Dittel. En outre, Nitze a
construit dernièrement ce qu'il appelle le cystoscope
pour enfant, c'est-à-dire un cystoscope dont les principes de construction répondent entièrement au cystoscope n° 1, mais qui, dans ses dimensions, correspond à la filière Charrière n° 17, de sorte qu'on peut
cystoscoper, même sans dilatation préalable, à travers
des urèthres extraordinairement étroits.

En ce qui concerne la quantité de l'eau à introduire,
il faut prendre pour principe de remplir chaque fois
la vessie le plus possible, c'est-à-dire qu'on dilatera la
vessie autant qu'elle pourra le supporter sans être
affectée de contractions. La limite inférieure de la
quantité d'eau à employer est indiquée par la gran-

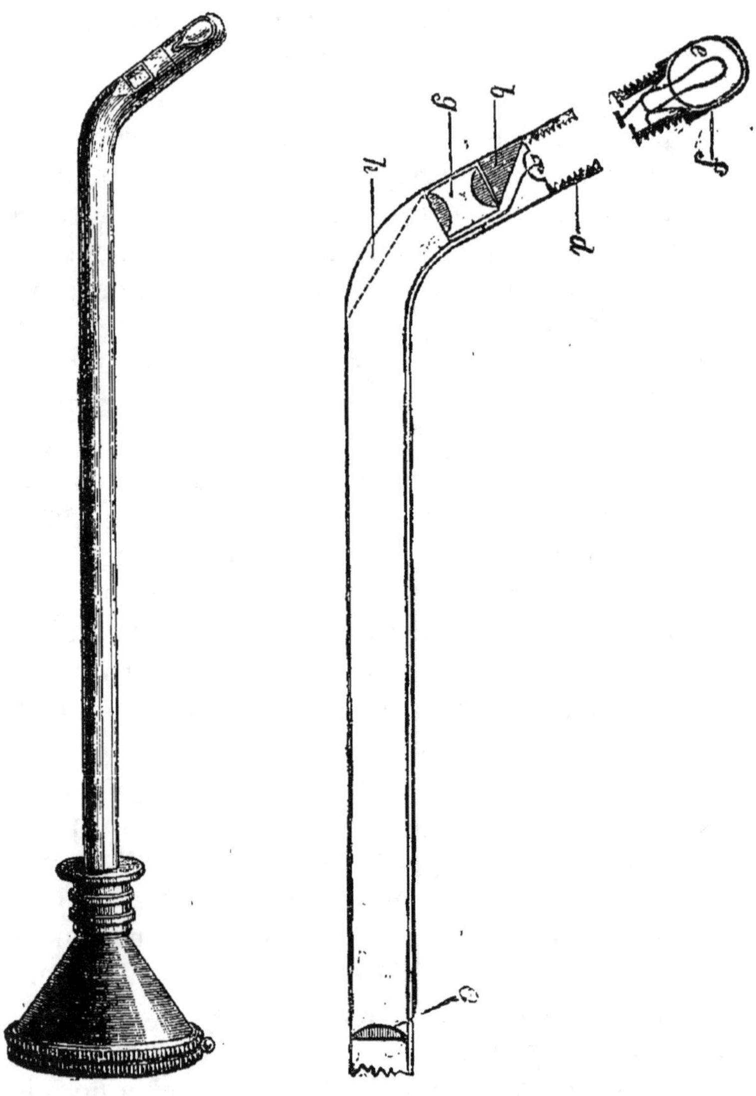

Fig. 5.   Fig. 6.

Cystoscope correspondant au n° 21 de la filière de Charrière.

deur du cône d'excursion du bec du cystoscope. On

peut avec un cystoscope approprié cystoscoper encore alors qu'il n'y que 50 cm³ d'eau.

Pour pouvoir remplir la vessie jusqu'au maximum de sa capacité d'extension, il faut prendre diverses précautions. L'eau doit avoir environ 22° centigr.; l'injection de l'eau avec la seringue doit être effectuée sous une pression légère, très égale, et l'on ne doit absolument pas forcer l'injection. Au moment où l'on sent la résistance la plus minime, il faut cesser immédiatement l'introduction du liquide, sans quoi on occasionne des contractions de la vessie qui rejettent la sonde et l'eau au dehors. Une vessie qui a été ainsi irritée une fois ne peut plus facilement être calmée.

En ce qui concerne la limpidité du liquide de remplissage, on l'obtient en lavant préalablement la vessie, et, ce qui vaut mieux, de nouveau avec de l'eau stérilisée; on n'emploie une solution de sel de cuisine que lorsqu'on est en présence de mucus adhérents aux parois vésicales. On doit continuer ces lavages de la vessie jusqu'à ce que l'eau de rinçage ressorte claire, ce dont on s'assure en recueillant dans un verre pointu une grande quantité de l'eau ressortie en dernier lieu.

Si l'on est en présence d'hémorragies dans la vessie, il est important de ne jamais laisser sortir toute l'eau de rinçage avant l'injection suivante, afin de ne pas provoquer une nouvelle hémorragie *ex vacuo*, ou par l'attouchement des parois contre la sonde. On injecte toujours de nouveau de l'eau claire dans la quantité restante de liquide de rinçage, de sorte que le contenu sanguinolent de la vessie devient de plus en plus dilué pour finir par être tout à fait clair, lorsque l'hémorragie s'arrête. Il faut éviter d'injecter de l'eau très fraîche dans le but d'arrêter l'hémorragie, attendu que l'irritation causée par le froid provoque des contractions violentes de la vessie. Du reste, avec un bon éclairage et quelque expérience, on peut cystoscoper même lorsque le contenu de la vessie est relativement trouble, en raison de ce que l'épaisseur de la couche située entre la fenêtre du cystoscope et la paroi vésicale peut être réduite d'une manière suffisante, en rapprochant le bec du cystoscope de la paroi ; d'autre part, même lorsqu'il y a perte de sang dans la vessie encore pendant l'exploration, il s'écoule toujours quelques instants jusqu'à ce que le contenu soit complètement troublé et on peut utiliser ce laps de temps pour un rapide examen. Tant qu'il existe une forte hémorragie vésicale, tout essai de cystoscopie est interdit.

Pour laver et remplir la vessie, on emploie une sonde de verre garnie d'un petit drain et une seringue appropriée. La sonde de verre doit être recommandée, parce qu'on peut examiner à travers sa paroi le liquide découlant et voir les bulles d'air qui se sont éventuellement introduites. La nécessité de l'emploi de seringues et leur supériorité absolue sur les irrigateurs est démontrée par ce qui suit : on est souvent obligé, pour enlever les impuretés des parois vésicales et les entraîner dans le courant de liquide, d'introduire le liquide de rinçage avec une certaine force dans la vessie, à condition que celle-ci s'y prête. D'autre part, le maximum d'extensibilité de la vessie ne peut être atteint que si l'on peut se conformer à chaque instant à sa sensibilité propre pendant l'opération du remplissage. Lorsqu'on a une bonne seringue, c'est-à-dire une seringue dont le calibre est régulier d'un bout à l'autre, dont le piston est complètement étanche, mais qui peut néanmoins être actionné facilement, et lorsqu'on connaît cette seringue, lorsque les muscles de la main sont suffisamment exercés pour sentir exactement la résistance du piston, alors on peut régler d'une manière précise l'injection dans la vessie.

Il est excessivement important d'effectuer l'injection du liquide de remplissage d'une manière lente et régulière et d'interrompre immédiatement l'injection au moment même où l'on sent une résistance de la vessie. On peut souvent encore continuer le remplissage après quelque temps. La quantité du liquide entrant peut être mesurée au moyen d'un irrigateur ; les légères variations de la pression et de la vitesse du courant qu'il est souvent nécessaire d'observer lors du remplissage de la vessie, ne peuvent être obtenues qu'au moyen d'une seringue employée souvent dans ce but et bien connue du médecin. Il convient le mieux d'employer des seringues dont la longueur, lorsque le piston est au haut de sa course, soit telle que l'on puisse les remplir et les vider d'une seule main, l'autre restant libre pour tenir le cathéter. Les meilleures seringues sont celles montées en caoutchouc durci, et en verre, bien calibrées et graduées sur le tube.

Il est très important de maintenir dans le meilleur état les seringues et leurs joints, sans quoi il s'en détache des petits débris noirs, qui arrivent parfois dans la vessie. Ultzmann a observé que ces débris se déposent contre les parois vésicales et forment le noyau de concrétions pierreuses.

Mais si le canal uréthral et la vessie sont très sensibles, il faut avoir recours à d'autres moyens, de

manière à rendre possible le lavage et le remplissage
en vue de la cystoscopie. Dans les inflammations vésicales chroniques, une cure préparatoire consistant
dans l'introduction répétée de suppositoires d'ichthyol à 3 p. 100 dans le rectum, exerce souvent un
effet salutaire; ou bien aussi on administre, peu de
temps avant l'exploration, 1 centigramme de morphine par le rectum. S'il y a idiosyncrasie pour la
morphine, on emploie avec avantage une solution
d'antipyrine à 4 p. 100, ayant pour effet d'anesthésier
l'urèthre aussi bien que la vessie. Deux centimètres
cubes de cette solution pour le canal uréthral et
20 centimètres cubes pour la vessie suffisent complètement. L'effet de l'antipyrine se produit cinq à
dix minutes après et se maintient pendant environ
une demi-heure. Dans les cas extrêmes, il faut avoir
recours à l'anesthésie générale.

En principe, la cocaïnisation du canal uréthral et
de la vessie doit être évitée à cause de l'extrème
danger que présente ce médicament. Tant de cas de
mort ont été décrits dans la littérature, même causés
par des quantités de cocaïne minimes et j'ai moi-
même vu se produire tant de graves intoxications par
ce remède, que mon opinion contre l'usage de la
cocaïne dans les voies urinaires est réellement bien
fondée.

En ce qui concerne maintenant l'exécution même
de la cystoscopie, il est nécessaire dans l'exploration,
de procéder suivant une certaine méthode, afin d'ac-
quérir la certitude que l'on a bien examiné toute la
surface vésicale interne. Comme point de repère pour
l'orientation à l'intérieur de la cavité vésicale, on a
l'orifice interne, le trigonum lieutaudii avec les ori-

fices des urétères, le ligament inter-uretérin et enfin la partie supérieure de la vessie, marquée par la bulle d'air qui s'introduit chaque fois pendant le remplissage de la vessie.

L'orifice interne est normalement accusé par un bourrelet rouge très saillant vers l'intérieur de la vessie et qui apparaît dans le champ visuel sous forme d'une demi-lune. Le trigone est marqué par une surface extrêmement lisse, par les deux orifices de l'urétère et par le ligament intra-uretérin qui, lorsqu'il est bien formé, se présente comme une ligne saillante. La bulle d'air apparaît en forme de pois à surface très réfléchissante et dans laquelle on voit très distinctement se réfléter la petite lampe cystoscopique.

En se basant sur ces trois points de repère, comparativement à la position du bec du cystoscope, on peut toujours déterminer dans quelle partie de la vessie on se trouve. On procédera par conséquent de la manière suivante :

Après que le cystoscope a été introduit dans la vessie à travers l'urèthre, de façon que son bec ait toute liberté dans ses mouvements, on porte la lampe à l'incandescence ; ensuite, on règle le rhéostat jusqu'au moment où la vessie est éclairée d'une lumière régulière, d'un blanc vif. Il est important d'explorer toujours avec l'éclairage le plus intense afin que les couleurs se distinguent nettement. Ensuite on retire le cystoscope, dont le bec est dirigé vers le haut, en arrière jusqu'au moment où la bordure rouge de l'orifice interne apparaît dans le champ visuel. Lorsque cet orifice est devenu visible avec toute la netteté voulue, on fait tourner lentement le cystoscope sur lui-même dans sa pince de sorte que, lorsqu'on est revenu dans la première position, on a fait le tour de tout l'orifice interne. Puis on pousse le cystoscope tout droit dans la vessie. Le sommet de la vessie apparaît alors au regard. Lorsqu'on est arrivé à la paroi vésicale postérieure, on tourne le cystoscope à droite ou à gauche d'un angle de 90° et on le retire en arrière, le bec étant tourné à droite ou à gauche. On a alors exploré le quart de cercle droit ou gauche du fond. Une fois arrivé, dans le mouvement de recul, jusqu'à l'orifice interne on tourne le cystoscope de 90° vers le bas et on le pousse de nouveau contre la paroi postérieure. Dans cette position on passe en revue le trigone. Arrivé à la paroi vésicale postérieure, on tourne de nouveau le cystoscope, à droite ou à gauche, de 90°, et on le retire en arrière, de sorte qu'on a examiné le second quart de cercle du fond.

On a alors terminé l'inspection générale de la vessie ; on peut examiner d'une manière plus complète le trigone et les ouvertures des urétères en faisant dévier à droite ou à gauche le bec du cystoscope tourné en bas. On découvre généralement les ouvertures des urétères, lorsque le bec du cystoscope est dirigé d'environ 45° à droite ou à gauche du plan médian.

Tous ces mouvements ont été exécutés en poussant le cystoscope d'avant en arrière et vice versâ et en faisant tourner celui-ci dans la pince sur son axe longitudinal. Mais dans les cas de déformation de la vessie, il peut devenir nécessaire de faire passer l'instrument d'un axe horizontal à un axe vertical. Cette opération est relativement facile, l'urèthre des femmes étant très court et facilement extensible.

Une fois qu'on a découvert au cystoscope n° 1 des places qu'on veut soumettre à un examen plus approfondi, on emploie le cystoscope n° 2, lequel, il est vrai, a un champ visuel plus restreint, mais permet d'inspecter les parties en question de très près et dans leur position naturelle. En outre, il faut remarquer qu'on peut très bien pousser avec le doigt la partie visée de la paroi vésicale contre la fenêtre du cystoscope et percevoir ainsi, d'une manière précise, les détails, la vessie de la femme étant facile à atteindre aussi bien par le vagin que par la paroi abdominale.

Pour le sondage des urétères, j'emploie les cystoscopes à urétères de Brenner (fig. 7 *bis*).

Le cystoscope à urétères de Brenner est une modification du cystoscope à urétères n° 2 de Nitze ; à la partie inférieure est adapté un tuyau conducteur parallèle au corps du cystoscope, tuyau obturé par un mandrin et qui peut être fermé au moyen d'un robinet adapté à l'extrémité de l'entonnoir. Le cystoscope de Brenner doit être préféré aux cystoscopes de Casper et de Nitze pour des raisons que j'ai eu l'occasion d'exposer dans une publication spéciale.

La recherche des urétères s'effectue en faisant tourner le corps du cystoscope à urétères d'environ 45 degrés du plan médian, comme on le fait avec le cystoscope n° 1. Il faut commencer l'exploration de la paroi vésicale inférieure immédiatement derrière l'orifice interne, les ouvertures des urétères se trouvant parfois directement à l'intérieur du col vésical. Souvent la recherche des ouvertures des urétères est facilitée par le fait qu'un faisceau vasculaire fin s'étend en formant un triangle à partir de ces ouvertures vers le bord de l'orifice.

En outre, on peut être guidé vers les ouvertures des urétères par le tourbillonnement du liquide dû à l'urine sortant des urétères. Pour rendre ces éjaculations d'urine fréquentes et abondantes. on fait prendre aux malades, peu de temps avant l'exploration, de l'eau ou du thé.

Quelques médecins prescrivent de prendre, peu avant l'examen, du bleu de méthylène qui teint l'urine d'une couleur verdâtre et qui permet de voir distinctement l'arrivée de l'urine dans l'eau de remplissage de la vessie. L'emploi de ce moyen doit être rarement nécessaire ; en outre, dans certaines circonstances, la matière colorante peut se décomposer dans les reins de sorte qu'il ne se produit pas de coloration verte de l'urine.

Les ouvertures des urétères ont des formes très différentes. Parfois elles sont situées sur une forte proéminence et l'ouverture même a une forme bizarre. Dans beaucoup de cas l'ouverture des urétères ne se décèle que par une très petite tache rouge. Un point de repère important est donné par le fait que les ouvertures des urétères sont symétriquement placées et qu'entre elles s'étend le ligament inter-uretérin. Celui-ci aussi est plus ou moins apparent.

Aux mouvements latéraux de l'instrument, doivent cependant s'ajouter des mouvements dans un plan vertical, lorsque le trigone est déplacé dans la direction de la vulve ou vers le haut. Le trigone est placé directement au-dessus du fornix antérieur du vagin et suivant la position de celui-ci, le trigone sera déplacé vers le haut ou vers le bas. Comme la vessie est fixée au cervix, on pourra déjà supposer, d'après la position du museau de tanche, dans quelle direction le trigone est déplacé.

Si le trigone s'est transporté dans la direction de la vulve, il faudra élever l'entonnoir de l'instrument pour arriver à inspecter la région des urétères. Si le trigone s'est déplacé vers le haut, il faudra abaisser l'entonnoir. Parfois on est obligé de déterminer la position de l'urétère et d'en effectuer le sondage en tournant le bec de l'instrument de 90° d'un côté ou de l'autre. Ceci est nécessaire lorsque l'extensibilité de la vessie d'avant en arrière est restreinte par l'existence de tumeurs.

Si la muqueuse vésicale est normale, la recherche des ouvertures des urétères ne donnera pas lieu à beaucoup de difficultés. Mais lorsque la vessie est affectée d'inflammation, l'orifice interne peut être enflé au point que le trigone en sera fortement déplacé en dessous du bord de l'orifice ou que la muqueuse vésicale est couverte de tant de plis et de fossettes que la différence entre une ouverture d'urétère et un plissement sera très difficile à établir.

Si l'orifice interne et les replis qui l'entourent sont fortement enflés, on cherche, en abaissant l'extrémité antérieure de l'instrument, à égaliser les différences de niveau. S'il existe beaucoup de fossettes, qui peuvent donner lieu à une confusion, on a à sa disposition deux procédés de détermination. Ou bien l'examinateur réussit à voir sortir d'une des fossettes le jet de l'urine, ou bien on pénètre avec le doigt dans le vagin et on pousse la fossette contre la fenêtre du cystoscope. On peut alors sans autre se rendre compte si un canal continue la fossette ou si le fond de celle-ci est en cul-de-sac.

Le sondage des urétères a lieu plus spécialement de la manière suivante :

On remplit la vessie le plus possible, aussi bien pour faire disparaître tous les replis que pour ne pas être dérangé par la perte d'eau qui se produit après l'introduction de la sonde ; puis on fait pénétrer le cystoscope. Après avoir déterminé la place de l'orifice d'un urétère, on écarte le mandrin, on ferme le robinet, on pousse la sonde dans la première partie du tuyau conducteur, on ouvre le robinet et enfin on fait avancer la sonde jusqu'au moment où sa pointe arrive dans le champ visuel. On fait entrer ensuite la sonde dans l'urétère jusqu'au point où cela paraît nécessaire. Parfois on éprouve une certaine difficulté à introduire la sonde et ceci est causé par le fait que l'ouverture de l'urétère est située sur une petite éminence quelque peu inclinée contre le fond de la vessie. On a alors recours au procédé ci-après :

On retire le cystoscope en arrière contre l'orifice interne et on pousse la sonde contre la paroi vésicale qui se trouve en face, de façon que la sonde glisse sur sa surface et s'y recourbe. Dans l'eau chaude de remplissage de la vessie, la sonde élastique garde sa courbure ; si ensuite on continue le mouvement en avant avec le cystoscope et si on retire la sonde de nouveau quelque peu dans le tuyau conducteur, l'extrémité de la sonde sort du tuyau conducteur en forme d'arc et l'on peut alors sans autre pénétrer dans l'urétère.

Le sondage d'un urétère étant terminé, on éteint la lampe et retire le cystoscope avec précaution en arrière. Aussitôt que la partie recourbée du bec apparaît dans l'urèthre, on saisit la sonde avec les deux doigts d'une main, on la maintient en place et on retire le cystoscope complètement en arrière. Si l'on veut mettre des sondes à demeure dans les deux urétères en même temps, on réintroduit dans la vessie le cystoscope avec la sonde à urétère débouchant de l'urèthre, on fait le sondage du second urétère et on enlève le cystoscope de la manière indiquée plus haut. On distingue les sondes en y collant une vignette ou en employant un moyen quelconque avant l'enlèvement du cystoscope, après le second sondage.

Le cystoscope à urétère est nettoyé, avant son emploi, avec de l'alcool et de l'éther ; le tuyau conducteur est lavé en y injectant le même liquide. Les sondes à urétères de provenance anglaise supportent aussi bien la cuisson que la stérilisation répétée à la vapeur.

Il est très utile de graisser la sonde à urétère immédiatement avant son introduction, avec de l'huile de vaseline stérilisée afin que, par cette lubrification, on évite de léser l'épithélium des urétères.

Je n'ai jamais observé, même après une longue période de surveillance, qu'il ne se produisît des suites fâcheuses dues au sondage des urétères, bien que j'aie exécuté cette opération dans un très grand nombre de cas. Si la paroi vaginale est devenue très molle, il est nécessaire de la rétablir si possible dans des conditions normales par une tamponnage du vagin, afin que l'inspection du trigone et le sondage des urétères s'effectue sans difficulté.

Pour les interventions endovésicales, j'ai construit un cystoscope à opérations n° 3, avec ses accessoires (fig. 7 *ter*), lequel, expérience faite, satisfait à toutes les exigences qu'on est en droit de réclamer d'un instrument de ce genre.

Le cystoscope à opérations est construit selon le.

principe du cystoscope à urétères de Brenner avec

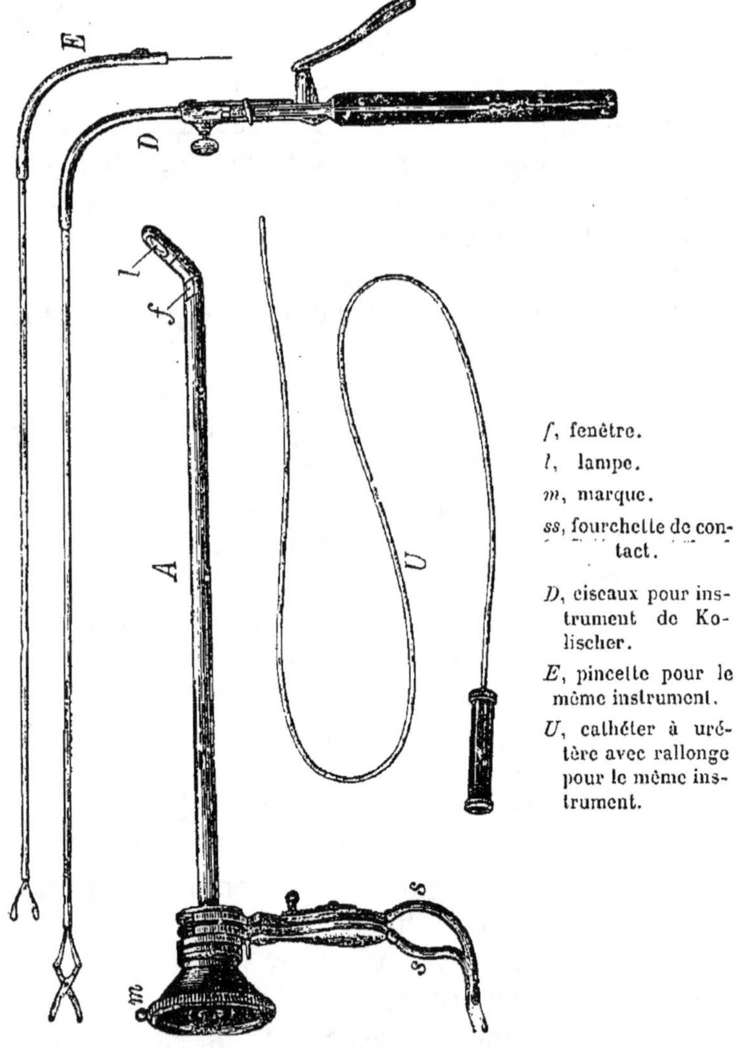

Fig. 7. — Cystoscope de Nitze, n° 1.

cette différence que le tuyau conducteur est spacieux
et rectiligne, de sorte que la portion extérieure tombe

à l'intérieur du cône oculaire. Le même tube conduc-

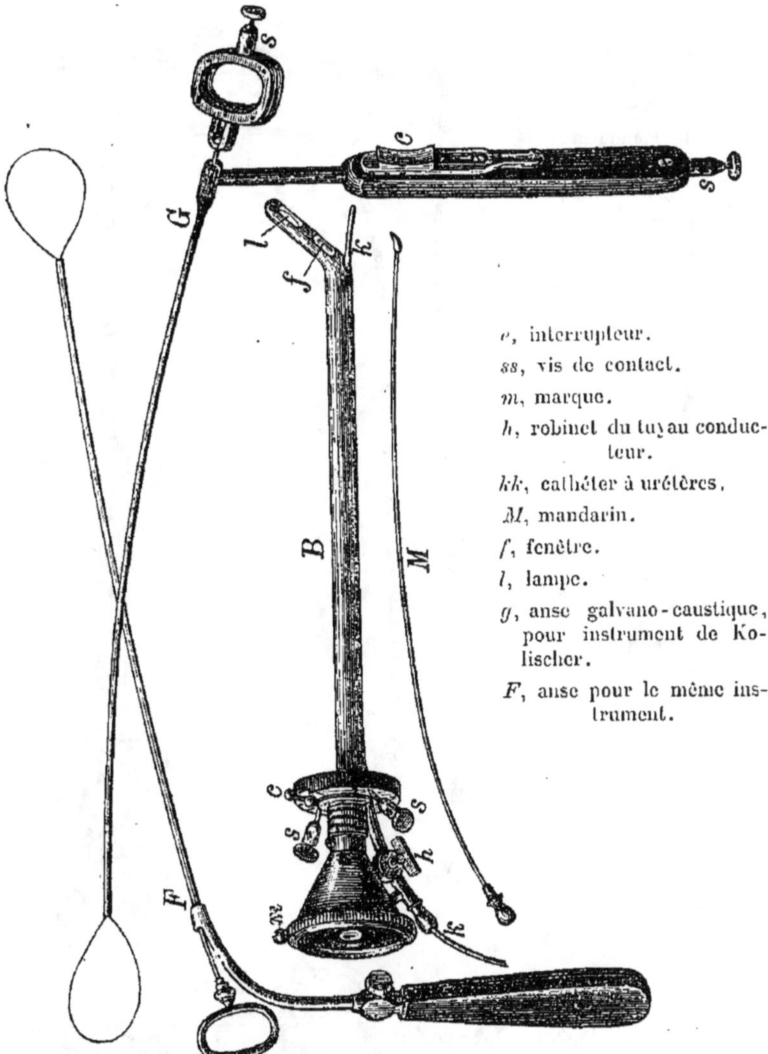

Fig. 7 *bis*. — Cystoscope à urétères Brenner, n° 2.

teur est aussi fermé au moyen d'un obturateur. Le

cystoscope à opérations possède à peu près les mêmes

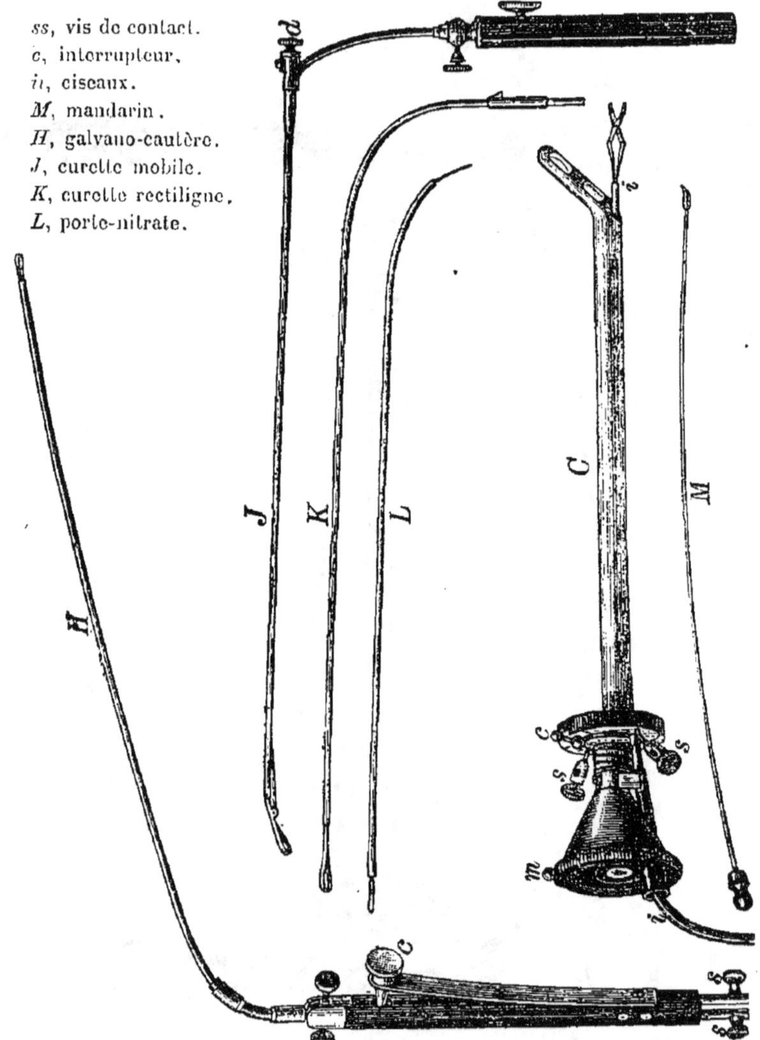

Fig. 7 *ter*. — Cystoscope à opérations Kolischer, n° 3.

dimensions que le cystoscope à urétères, de sorte

qu'on peut le faire passer sans difficulté à travers tout urèthre de largeur normale. Comme tous les instruments destinés aux interventions endovésicales sont introduits au travers du corps du cystoscope, toute possibilité d'altération de la muqueuse uréthrale est évitée. J'emploie comme appareils accessoires les instruments suivants :

1° Deux ciseaux de Nuremberg à lames recourbées (fig. 7 D,) qui peuvent être fermés d'une manière complète au moyen du levier coudé adapté à leur poignée. Après enlèvement du mandrin, les ciseaux sont introduits fermés dans le tuyau conducteur du cystoscope et poussés sous le contrôle de la vue, jus·qu'à la cavité vésicale, où les lames tranchantes s'ouvrent d'elles-mêmes par l'élasticité de la tige qui les porte. L'objet à couper est amené à fond entre les deux branches des ciseaux, ou bien une des branches est introduite au-dessous de la partie à traiter, puis on ferme les ciseaux par pression sur le levier coudé. On enlève les ciseaux en les fermant à nouveau.

2° Une pince à ressort (fig. 7, E) à mâchoires cannelées. Cette petite pince est construite de façon que la fermeture ne s'obtient pas en retirant la pince, mais elle s'effectue en poussant l'enveloppe conductrice par-dessus les branches, au moyen d'une glissière adaptée à la poignée, de sorte que l'action de la pince a lieu réellement à l'endroit où celle-ci a été amenée.

3° a) Une curette droite (fig. 7 *ter*, K) dont un bord de l'anse est aiguisé ;

b) Une curette mobile (fig. 7 *ter*, I).

L'anse articulée de cette curette peut être abaissée, après l'introduction, contre le corps de l'instrument, en laissant avec celui-ci un angle qui peut aller jusqu'à

90° par l'effet d'une vis fixée à la poignée ; ceci permet d'atteindre des régions auxquelles on ne peut pas parvenir par la curette rectiligne et d'en rendre le curettage possible.

4° Un porte-nitrate (fig. 7 *ter*, L). Le porte-nitrate est introduit dans la vessie recouvert d'une enveloppe d'où il sort après être arrivé au point visé. On peut souder à l'extrémité du porte-nitrate une perle de nitrate ou bien l'enduire d'une solution de gomme et le passer dans la poudre de nitrate, de sorte qu'après le séchage de la solution de gomme, le nitrate peut être porté en substance à l'endroit visé de la muqueuse vésicale.

5° Une anse galvanocaustique (fig. 7 *bis*, G). Celle-ci est construite de la manière suivante. Un des pôles est formé par un tube isolé à l'intérieur et à l'extérieur, le second pôle est constitué par un mince bâtonnet de cuivre traversant ce tube. L'anse de platine iridié est fixée par un bout à la tige de cuivre intérieure, par l'autre bout à l'extrémité libre de la gaine. La poignée porte une vis de contact, l'extrémité de la tige de cuivre est munie d'un anneau isolé ; à la poignée se trouve l'autre borne et un interrupteur.

Ce mode de fixation de l'anse présente deux avantages. D'une part, le développement de celle-ci s'effectue toujours en arc, de sorte qu'elle forme toujours un anneau plus ou moins grand ; d'autre part, elle ne peut pas glisser de la partie à sectionner lorsqu'on pousse suffisamment la gaine.

La manipulation de l'instrument a lieu de la manière suivante : on porte tout d'abord l'anse à l'incandescence ; puis on interrompt le courant et on laisse le rhéostat au point qu'il avait atteint au moment de

6.

l'incandescence suffisante de l'anse. Ensuite on retire complètement celle-ci dans le tube et on introduit ce dernier dans la vessie par le cystoscope ; c'est alors que s'accomplit l'acte le plus important : le développement de l'anse et son application autour de la tumeur à détacher.

On détermine tout d'abord, le plus exactement possible, la position de la tumeur visée. Puis un assistant fixe le cystoscope, en appuyant la base de la main sur la symphyse et en maintenant immobile le cystoscope. D'une main, l'opérateur tient ferme la poignée de la gaine, de l'autre il pousse la tige intérieure jusqu'au moment où l'anse est suffisamment développée pour pouvoir passer par-dessus la plus grande circonférence de la tumeur. A ce moment on pousse tout l'instrument jusqu'à la paroi vésicale ; de cette manière, l'anse est portée à la base de la tumeur qu'il s'agit d'enlever. Comme l'anse enserre maintenant la base de la tumeur par le retrait en arrière de l'anneau, il n'y a pas à craindre que l'anse s'en détache. On rétablit alors le contact à la poignée et on reconnaît à la formation de bulles et d'un moignon blanchâtre que l'anse est de nouveau à l'incandescence. En retirant lentement la tige de cuivre, on coupe complètement la tumeur.

Parfois, le placement de l'anse présente certaines difficultés. Il peut y avoir, par exemple, impossibilité d'amener le cystoscope avec le tuyau conducteur juste vis-à-vis de la tumeur. On y remédie alors en pressant avec le doigt la partie de la paroi vésicale qui porte la tumeur jusqu'à ce qu'on ait atteint la position cherchée ; ou bien on glisse avec l'anse le long de la paroi vésicale par le côté contre la tumeur, de sorte qu'on la soulève pour ainsi dire de la paroi vésicale. Une fois arrivé avec l'anse, ne serait-ce que sur une partie de la tumeur, il n'y a plus grande difficulté pour atteindre la base de la tumeur en faisant les manipulations nécessaires : mouvements de rotation, déplacement de la gaine, etc.

Si l'anse vient, par une circonstance quelconque, à être fortement déformée ou pliée dans l'intérieur de la vessie, il faut sortir l'instrument et redresser complètement l'anse avant toute nouvelle tentative. La tumeur détachée peut être enlevée de la vessie au moyen de la pince ou être rejetée dehors avec un évacuateur ou enfin, si elle a une grosseur peu ordinaire, on la divise en petits morceaux avec les ciseaux et on enlève isolément chaque partie.

En employant l'anse incandescente, il faut, cela va sans dire, deux sources de courant, une pour le cystoscope et une seconde pour l'anse.

Pour les expériences sur le mannequin, j'ai fait construire une anse « froide » qui correspond parfaitement à la construction de l'anse incandescente, sauf en ce qui concerne l'isolement et les contacts (fig. 7 *bis*, F).

6° Un galvano-cautère simple rectiligne (fig. 7 *ter*, H), qu'on met en communication avec une poignée à contacts appropriés. La figure indique suffisamment son emploi pour qu'il soit inutile d'en faire la description.

On adapte sur tous les instruments, avant leur introduction dans le cystoscope, un bouchon de caoutchouc conique, perforé, obturant l'extrémité du tuyau conducteur vers l'oculaire, sans que la mobilité de l'instrument en souffre d'une manière quelconque.

XII

REMARQUES GÉNÉRALES SUR LE TRAITEMENT DES AFFECTIONS DE LA VESSIE

Les indications à donner pour le traitement des inflammations vésicales et des catarrhes vésicaux dépendent tant du caractère fondamental de la maladie que des circonstances particulières dans lesquelles la vessie se trouve elle-même. Il est avant tout important de pouvoir déterminer s'il est nécessaire ou indiqué de laver la vessie ou non. L'idée d'introduire dans une vessie atteinte d'une affection inflammatoire la plus grande quantité de liquide possible afin de mettre toutes les parties de la muqueuse vésicale en contact avec le remède, est erronée. Une vessie en état d'inflammation montre une réaction très forte contre la distension, surtout lorsque l'inflammation a un caractère bactériogène.

Non seulement, dans ce cas, la distension provoque des contractions très douloureuses de la vessie, mais encore les contractions persistent après l'intervention. Une excitation semblable de la vessie ne se calme que longtemps après, ce qui n'est évidemment pas indifférent pour un organe maladif. D'autre part, l'observation directe nous apprend qu'une maladie restreinte à une petite partie de la muqueuse vésicale peut, par le fait de la distension de l'organe, s'étendre par inflammation infectieuse sur toute la surface interne de la vessie.

Le cystoscope permet de faire la preuve directe que dans une uréthrocystite gonorrhéique naissante, après un lavage vésical dans lequel une grande quantité de liquide a été introduite d'un seul coup dans la vessie, de sorte qu'elle a été littéralement distendue, les centres d'infection gonorrhéiques se sont répandus en quelques jours sur toute la surface de la vessie. Il est probable que le revêtement épithélial de la muqueuse vésicale a été lésé à plusieurs endroits par les contractions maladives de cet organe et que, par ce fait, l'inoculation directe des bactéries est favorisée.

D'ailleurs, l'expérience montre que dans le lavage de la vessie au moyen de solutions désinfectantes à faible concentration et dans le cas le plus favorable, c'est-à-dire lorsqu'il y a guérison, la durée du traitement est plus longue que si l'on introduit des quantités minimes de solutions à l'état concentré. Non seulement la guérison est retardée, mais on cause aux patientes le désagrément d'être obligé d'introduire beaucoup plus fréquemment des instruments dans l'urèthre et la vessie. La question se pose donc comme suit : quand doit-on faire des lavages vésicaux, quand faut-il s'en dispenser ?

Les lavages vésicaux ne sont généralement indiqués que lorsqu'il s'agit d'enlever par lavage et de faire sortir de la cavité vésicale certains corps ou formations attachés aux parois, comme par exemple dans le catarrhe desquamatif lors d'un rassemblement de caillots dans la vessie ou aussi lorsque des parties de la muqueuse vésicale sont atteintes de nécrose et qu'il s'agit d'enlever les parties nécrosées et d'arrêter la décomposition de ces processus.

Dans ces cas encore il ne faut jamais introduire d'un seul coup dans la vessie une quantité considérable de liquide. Les contractions de cet organe étant principalement occasionnées par l'excitation spécifique causée par l'extension de la vessie, la quantité de liquide introduite ne doit jamais atteindre un volume tel que la paroi soit distendue. Enfin l'injection du liquide doit avoir lieu lentement et régulièrement, afin qu'il ne se produise pas des contractions locales dues à l'extension subite d'une certaine partie de la vessie.

La température du liquide à injecter, pour autant qu'on n'est pas obligé de faire des injections très chaudes, doit être de 18 à 20° centigrades. Les liquides que l'on emploie sont, ou bien de l'eau stérilisée lorsqu'on a en vue d'obtenir un simple effet mécanique, ou bien des solutions de désinfectants chimiques si l'on veut désinfecter en même temps, c'est-à-dire arrêter ou prévenir une décomposition. Parmi les innombrables remèdes qui ont été recommandés dans ce but, on peut indiquer avec confiance, comme efficaces, le nitrate d'argent en solution et la pyoctanine ; le sublimé ne doit pas être employé à cause de sa toxicité d'une part, et, d'autre part, à cause des excitations consécutives produites par ce corps.

Le traitement des processus inflammatoires s'effectue par l'introduction de petites quantités de désinfectants à l'état concentré et, dans ce cas, le nitrate d'argent est le remède souverain. L'application de cet agent a lieu au moyen du cathéter à instillation d'Ultzmann.

S'il s'agit de processus inflammatoires, dans lesquels la sensibilité atteint un très haut degré, état occasionné le plus souvent par la présence d'ulcères dans la muqueuse vésicale, l'introduction d'iodoforme émulsionné dans l'huile rend des services très appréciables. L'iodoforme a une action analgésique et a aussi pour effet de favoriser la guérison des ulcères.

Le fond de l'ulcère une fois en voie de guérison et l'infiltration secondaire de la paroi vésicale une fois disparue, on recourt, afin de déterminer la guérison complète, à l'instillation de nitrate d'argent, lequel peut être supporté sans réaction douloureuse.

Guyon recommande, dans le cas de processus tuberculeux, l'instillation d'une solution de sublimé.

On commet très fréquemment, contre les indications rationnelles, une faute qui consiste dans le lavage de vessies au sujet desquelles on a conclu à une cystite, étant donné que l'on a constaté les symptômes généraux ordinaires d'une cystite, sans qu'un diagnostic exact ait été fait. Ce sont de ces cas qui, par le traitement consécutif, deviennent de plus en plus mauvais ; lorsque l'on soumet la vessie à une inspection plus complète, on reconnaît souvent que celle-ci est absolument intacte, tandis que tous les symptômes ont été causés par l'existence d'une uréthrite. Non seulement l'uréthrite n'est pas traitée, mais elle est encore continuellement envenimée par les altérations mécaniques, permanentes, occasionnées par l'introduction régulière de la sonde, laquelle est appliquée en vue du lavage de la vessie. Le traitement d'une cystite, avant que le diagnostic en ait été soigneusement établi, si possible au cystoscope, est par conséquent à considérer comme une grave erreur.

Dans toutes les affections inflammatoires de la vessie, un symptôme fréquent est la constipation réflexe. Celle-ci doit être rapidement et définitivement combattue, aussi bien pour écarter la stase sanguine dans le bassin, que pour éviter, ce qui est très important, de laisser le contenu du rectum stationner et se décomposer, afin de prévenir une importation secondaire de bacterium coli dans la vessie.

Le lavage de la vessie ne doit être fait qu'au moyen de seringues appropriées, afin d'obtenir, d'une part, un ralentissement convenable de la vitesse d'injection du liquide dans la vessie, et d'autre part, pour être renseigné à tout moment sur une résistance réflexe éventuelle de la vessie. Nous avons déjà traité dans le chapitre xi, page 75, *Examen de la vessie chez la femme*, de la qualité et de l'entretien de ces seringues.

XIII

CATARRHE VÉSICAL

Je désigne sous le nom de catarrhe vésical ces affections de la paroi vésicale, se manifestant par une exfoliation exagérée de l'épithélium et qui peut conduire à la perte complète de grandes surfaces de l'épithélium sans que l'on constate des traces d'inflammation ou de production de pus. Deux formes de catarrhe vésical sont surtout importantes le catarrhe desquamatif des femmes âgées et le catarrhe desquamatif traumatique.

Chez les femmes âgées, il se produit parfois des pertes importantes de la muqueuse vésicale ; l'urine est troublée par des détritus, mais son sédiment ne contient pas de cellules de pus. Vu au cystoscope, l'endroit affecté se présente de la manière suivante : l'injection vasculaire est devenue indistincte sur les parties malades ; la muqueuse vésicale apparaît uniformément colorée en rouge clair ; à certains endroits, restent attachés des lambeaux d'épithélium reliés entre eux. Cette maladie est la plus intense et se porte le plus fréquemment sur le trigone ; à cet endroit, la différence entre la muqueuse normale et la muqueuse affectée est extrèmement apparente, attendu que la muqueuse du trigone à l'état normal est tout particulièrement lisse et brillante, tandis qu'atteinte de catarrhe desquamatif, elle est rugueuse et mate.

On ne constate pas dans ces cas, soit des symptômes d'inflammation ou d'enflure de la muqueuse vésicale dans les parties où se produisent ces pertes d'épithélium, soit des suffusions sanglantes ou la formation de pus. S'il existe des trabécules, on les voit saillir très distinctement et ils ne sont pas comme dans les maladies inflammatoires, cachés ou rendus indistincts par l'enflure.

Les symptômes subjectifs sont un besoin fréquent d'uriner, l'évacuation est plus désagréable que douloureuse, les malades ont la sensation continuelle d'une sorte de plaie dans la vessie.

Ces pertes d'épithélium ont une grande importance, parce qu'il peut facilement se produire une infection secondaire provenant de ce que les cellules épithéliales protectrices font défaut.

L'application d'astringents ou de remèdes caustiques doit, d'après mon expérience, être déconseillée. Un traitement de ce genre n'occasionne que des douleurs aux patientes, sans leur être utile. Les meilleurs résultats sont fournis par le lavage régulier et répété de la vessie jusqu'à la guérison, au moyen de petites quantités d'eau plutôt chaude.

Au cours de ce traitement, on peut porter la température à 40° centigrades. Dans les cas très invétérés, on peut injecter dans la vessie, préalablement vidée, environ 30 grammes d'une émulsion d'iodoforme à 10 p. 100. Cette émulsion d'iodoforme ne doit pas être faite avec de la glycérine, celle-ci ayant une action irritante ne faisant qu'augmenter la douleur.

Le meilleur véhicule pour l'introduction d'iodoforme dans la vessie est l'huile de sésame.

On effectue le plus facilement l'injection de cette émulsion dans la vessie, en employant une seringue dont l'extrémité est effilée en forme de sonde. On introduit cette extrémité directement jusque dans la vessie préalablement vidée et on opère l'injection.

Ces catarrhes desquamatifs séniles récidivent très souvent, et il est nécessaire, lors d'une nouvelle apparition du catarrhe, de recommencer le traitement décrit plus haut.

L'autre forme du catarrhe desquamatif de la vessie est la forme traumatique. On peut très souvent, après des explorations bimanuelles brusques, prouver par le cystoscope, l'existence, sous l'épithélium de la muqueuse, d'extravasions sanguines ayant été provoquées par la pression des doigts. Quelques jours après, l'épithélium s'enlève par-dessus ses suffusions ; l'endroit en question est alors rugueux et a perdu son brillant, et la complète régénération de l'épithélium ne s'effectue qu'après l'entière résorption des extravasations.

A la suite d'opérations qui rendent nécessaire la séparation de la vessie de l'utérus, surtout lorsque dans l'opération on s'est approché de trop près de la paroi vésicale, ou lorsqu'on a touché celle-ci directement, on trouve qu'il y a eu des pertes d'épithélium répandues dans le trigone et dans les parties adjacentes du fond de la vessie. La muqueuse vésicale apparaît dénuée de tout brillant sur de grandes surfaces, elle est uniformément rouge et l'on ne remarque l'injection vasculaire que sur les bords des surfaces affectées de ces pertes d'épithélium.

J'ai établi qu'il s'agit réellement dans ces cas des conséquences d'un traumatisme, en cystoscopant une série de patientes, avant l'opération en question, pour constater que la muqueuse était intacte, tandis que, deux ou trois jours après l'opération, on pouvait voir qu'il y avait des pertes d'épithélium.

Ainsi que cela ressort de ce qui va suivre, il ne s'agissait pas dans ces cas-là d'inflammations, c'est-à-dire de maladies infectieuses de la muqueuse vésicale; en effet, cette dernière n'était enflée nulle part, on ne pouvait absolument pas établir l'existence d'un œdème réactif, et il n'y avait aucune trace de pus dans l'urine. Par contre, dans l'acmé du processus, l'urine apparaissait laiteuse à cause de l'abondante exfoliation de l'épithélium.

Ces pertes d'épithélium sont souvent très persistantes et difficiles à guérir. Les désagréments causés aux patientes par le besoin plus fréquent d'uriner et par le sentiment de lourdeur et de douleur dans la paroi vésicale est très grand. Il est naturellement très difficile, une fois que la maladie a fait son apparition, d'entreprendre quoi que ce soit pour la combattre, parce que nous ne sommes pas en mesure d'aider le rétablissement de la circulation dérangée par le détachement de la vessie. Dans ces cas, j'ai obtenu les meilleurs résultats par des injections répétées d'émulsion d'iodoforme.

J'ai également vu se produire des catarrhes desquamatifs traumatiques de ce genre à la suite d'accouchements laborieux.

XIV

ŒDÈME DE LA VESSIE

Au point de vue étiologique, on peut diviser les œdèmes de la vessie en œdèmes produits par la stase mécanique et en œdèmes collatéraux, qui sont la conséquence de processus inflammatoires dans la vessie ou dans ses alentours. Suivant la manière dont ils apparaissent, on distingue entre œdèmes généraux et circonscrits.

Un œdème général de la vessie se produit *intra-partum* ou dans les cas de rétroversion de l'utérus gravide. Ce sont là des œdèmes généraux causés par la stase mécanique. Si l'on examine une vessie de ce genre au cystoscope, toute la muqueuse apparaît veloutée sur toute la paroi de la cavité, et, principalement dans le voisinage de l'orifice interne, s'étendent des renflements épais, mais non en état d'inflammation ; les éminences des urétères sont tuméfiées en forme de boule, les vaisseaux turgescents. Parfois on aperçoit à l'orifice interne des vésicules translucides, isolées, de différentes grandeurs, qui ne sont pas autre chose qu'un œdème circonscrit au milieu d'un œdème général. Ce sont là des soulèvements épithéliaux produits par œdème sans que l'épithélium décollé soit déchiré.

Quelquefois il se produit au cours de la grossesse

un œdème général de la vessie, analogue à l'œdème des lèvres sans qu'on puisse en trouver la cause déterminante.

L'humectation séreuse rend la paroi vésicale parétique et les patientes ne sont pas en état d'uriner spontanément, de sorte qu'on est dans l'obligation de les sonder constamment pendant la durée de l'œdème. Cet état subsiste pendant quelques temps pour disparaître ensuite subitement.

L'œdème circonscrit est toujours inflammatoire et apparent soit dans les alentours des processus inflammatoires de la paroi vésicale même, ou par la progression vers la paroi vésicale de processus inflammatoires des organes voisins.

Une forme spéciale de cet œdème inflammatoire circonscrit est l'œdème bulleux.

Certaines parties de la muqueuse vésicale sont couvertes de vésicules, translucides dont la grandeur varie de celle d'un grain de millet à celle d'un pois ; entre ces vésicules, qui souvent sont serrées les unes contre les autres, on voit flotter des lambeaux blancs adhérents à la paroi vésicale ; ce sont probablement des restes d'enveloppes des vésicules rompues. Dans les cas excessivement développés, cette formation à l'intérieur de la vessie est très étendue et le nombre des vésicules est absolument colossal, de sorte qu'on croit voir devant soi une partie d'un môle hydatique.

Dans ces cas l'image cystoscopique présente un aspect impressionnant et cela principalement lorsqu'on éclaire la partie en question, par derrière, avec la lampe du cystoscope ; cette énorme formation, les lambeaux flottants, ainsi que les différences de niveaux, font croire qu'il y a un bombement de la paroi vésicale produit par un exsudat pelvien ; parfois l'image est si extraordinaire que l'on est tenté de croire à un néoplasme proliférant.

Il est de fait que lorsque, il y a six ans, M. le docteur Latzko et moi, nous observâmes pour la première fois, en commun, un cas de ce genre nous crûmes avoir vu un carcinome vésical, jusqu'au moment ou des symptômes subséquents nous démontrèrent la nature exacte de l'affection. D'autre part, à plusieurs reprises, j'ai vu faire des diagnostics inexacts de ce genre, par d'autres médecins, même dans des cas qui m'avaient été confiés pour faire une opération.

J'ai vu ce genre d'œdème se produire chaque fois à la partie correspondante de la paroi vésicale, lorsqu'une tumeur inflammatoire s'était soudée à la vessie ou lorsqu'une tumeur purulente avait perforé la vessie, la communication restant toutefois fistuleuse, de sorte que le contenu purulent de la tumeur en question restait sous une certaine pression. Les manifestations les plus accentuées d'œdèmes bulleux se produisent lors de la formation d'exsudats, entre l'utérus et la vessie.

Je suis d'accord pour considérer l'apparition de l'œdème bulleux comme une preuve absolue de la nature inflammatoire d'une tumeur fixée à la vessie. J'ai vu et démontré à d'autres un si grand nombre de cas très probants de cette espèce que tout doute me semble devoir être écarté.

Je sais bien qu'on a opposé à cette manière de voir des considérations se basant sur le fait que l'on voit aussi se produire un œdème vésical du même genre dans les néoplasies malignes de l'utérus.

A l'encontre de cette opinion, on doit remarquer

qu'il se produit, il est vrai, des vésicules isolées dans la muqueuse vésicale, comme par exemple dans le carcinome exulcéré de la portio et principalement dans le cas où la tumeur se rapproche déjà fortement de la vessie; mais par contre, ce ne sont pas là des cas de développement excessif d'œdèmes bulleux mais bien des vésicules dispersées. D'autre part, je n'ai vu celles-ci que lorsque des modifications inflammatoires du carcinome exulcéré avaient produit l'infiltration dans la région de jonction de la vessie avec le cervix.

XV

ÉTAT DE LA VESSIE DANS LE CAS
DE RÉTROVERSION DE L'UTÉRUS GRAVIDE

Dans le cas d'utérus gravide rétrofléchi, on observe une forme bien déterminée d'ischurie qui a des caractères cliniques très distincts. Les malades se plaignent d'avoir depuis un certain temps des dérangements dans l'évacuation de l'urine ; que pour pouvoir uriner elles doivent faire un grand effort de poussée sans arriver à obtenir le sentiment de l'évacuation complète et que ces troubles augmentent rapidement. Enfin, l'affection en arrive au point que l'urine coule continuellement goutte à goutte, bien que les patientes ne soient pas en mesure d'effectuer une miction réelle.

Si l'on examine une malade de ce genre, on trouve au-dessus de la symphyse une tumeur plus ou moins ronde, fluctueuse, déjà distinctement visible et qui est prise très souvent pour l'utérus en état de grossesse. Si l'on fait l'examen par le vagin, on trouve que la portio est située derrière la symphyse, tandis qu'on peut palper, à travers le cul-de-sac postérieur l'utérus mou. Le tubercule uréthral, ainsi que tout le canal uréthral, paraissent œdémateux. Si l'on introduit un cathéter à travers l'urèthre, ce qui réussit généralement sans difficultés spéciales, malgré la position anormale de la portio, on remarque qu'on peut pousser la sonde extraordinairement haut dans la vessie. Si l'on emploie un cathéter élastique pour homme, ce qui dans des cas semblables paraît tout à fait indiqué, on peut souvent l'introduire de toute sa longueur. Une grande quantité de l'urine qui s'est rassemblée s'écoule alors ; à mesure que l'urine sort, la tumeur existant au-dessus de la symphyse diminue de volume. Après évacuation complète de l'urine, on sent, d'une part, par la palpation, que la vessie est comme un sac ramolli, distendu au-delà de la normale, d'autre part, on peut à ce moment établir très distinctement par l'exploration bimanuelle, l'existence d'une rétroversion de l'utérus.

Si l'on examine une vessie de ce genre au cystoscope, on constate que la muqueuse est pâle, garnie de renflements épais, œdémateux, séparés par des plissements.

La cavité de la vessie est extraordinairement agrandie ; il est tout à fait surprenant de constater quelles colossales quantité d'urine peuvent être rassemblées dans une vessie ainsi dilatée. D'autre part on observe des cas de personnes qui sont restées plusieurs jours dans cet état, sans qu'un dommage durable leur ait été causé. On cite même dans la littérature un cas dans lequel l'écoulement goutte à goutte paradoxal subsista pendant dix jours, la vessie étant énormément distendue ; après évacuation de la vessie et reposition de l'utérus, il y eut guérison sans autre.

Mais très souvent, il se produit de la gangrène, la péricystite sanieuse et la mort causés par le trouble de la circulation et la distension de la vessie ; dans d'autres cas il se produit des modifications pyélitiques secondaires.

Pour expliquer le mécanisme de cette affection, on admet à peu près généralement, que la rétroflexion et la rétroversion de l'utérus survenant, la portio est pressée de telle manière contre la symphyse, que l'urèthre devient infranchissable par compression. L'urine se rassemblant continuellement dans la vessie, le détruseur est paralysé par la distension. Il en résulte que la vessie est de plus en plus distendue, tandis que d'autre part elle n'est plus en situation de se contracter pour expulser son contenu. Lorsque la vessie est distendue au maximum, le surplus s'écoule tout simplement, l'urine qui continue à venir par les urétères exigeant qu'une même quantité sorte par l'urèthre.

Je crois que cette explication, bien que n'étant pas complètement inexacte, paraît pour le moins insuffisante. Il ne peut pas être question d'imperméabilité de l'urèthre, une sonde pouvant être introduite sans difficultés et sans avoir besoin de forcer dans des cas analogues et, même, dans des cas très aigus. Si le détruseur d'une vessie encore saine n'était plus en état de vaincre un obstacle qui se trouverait dans l'urèthre il est en tout cas difficile d'expliquer comment la simple pression de la sécrétion des urétères serait suffisante pour le surmonter, pour produire et pour entretenir l'ischurie paradoxale. L'explication de cet état réside, suivant moi, dans l'existence de l'œdème de toute la vessie, conséquence de la rétroversion de l'utérus gravide. L'œdème qui s'est ainsi formé et qui s'est de plus en plus agrandi par la persistance du trouble de la circulation, affaiblit d'avance l'activité du détruseur et la suspend enfin complètement.

La preuve en est donnée aussi par le cours même

des maladies de ce genre. Au commencement, les patientes urinent mal et difficilement et la diminution de l'effet de la contraction de la vessie augmente continuellement jusqu'à ce qu'il se produise enfin un arrêt complet des contractions de la vessie.

Le traitement de cette ischurie est très simple. Tout d'abord, évacuation de la vessie. A ce propos, il y a lieu de remarquer ce qui suit : si la rétention d'urine existe depuis longtemps ou s'il s'agit d'individus âgés ou même jeunes, mais chez lesquels on a pu diagnostiquer l'athéromatose par palpation des vaisseaux superficiels, il faut effectuer l'évacuation de la vessie lentement et par périodes, afin de ne pas risquer de causer une hémorragie des vaisseaux fragiles ou devenus fragiles.

Il est prudent aussi, après évacuation de la vessie, d'injecter une petite quantité d'un liquide désinfectant. Après évacuation, on relève l'utérus, éventuellement en narcose, et on le maintient dans sa position au moyen d'un pessaire jusqu'à ce que la grossesse ait plusieurs mois d'existence, si la patiente n'est enceinte que de quelques semaines. Comme la guérison du détruseur exige quelque temps, les sondages doivent être continués jusqu'à ce que la vessie soit revenue à l'état normal.

XVI

INFLAMMATION DE LA VESSIE

L'inflammation de la vessie peut être due soit à l'action des médicaments, soit à des microorganismes pathogènes. Il est un fait absolument établi tant au point de vue expérimental qu'au point de vue clinique, que certaines substances excitantes, comme par exemple les cantharides, sont de nature à amener dans la vessie une inflammation sans qu'on puisse établir l'action des bactéries. On peut, de même, observer une inflammation réactive dans la vessie, après cautérisation des parois vésicales au moyen d'un caustique ou d'un corps incandescent. Ces cystites sont en si petit nombre, comparées au nombre des cystites d'origine microbienne que l'on doit tout d'abord, en pratique, tenir compte de celles-ci.

Il n'existe guère, pour l'homme, d'organisme pathogène produisant la suppuration, qui n'aie pas déjà, à l'occasion, été reconnu comme ayant une action inflammatoire dans la vessie. Mais comme les infections mixtes ne sont pas chose rare et comme les symptômes des différentes manifestations inflammatoires se combinent de beaucoup de manières et se confondent, il n'est pas possible d'établir une classification des cystites sur la base d'une classification bactériologique. Toutefois, il est important de faire ressortir quels sont les microorganismes qui, le plus fréquemment, causent des cystites. Ce sont le bacille de la tuberculose, le bacille coli commune, le gonocoque, dans des cas plus rares le proteus hauseri, le staphylocoque, le streptocoque et le diplocoque pyogène.

Deux formes seulement présentent un aspect très différent des autres, ce sont les cystites gonorrhéiques et tuberculeuses et c'est ici que les classifications bactériologique et clinique se confondent.

Cependant la pénétration et la présence de microorganismes pathogènes ne suffisent pas à eux seuls pour produire une cystite ; il faut encore diverses circonstances accessoires. Celles-ci sont en premier lieu l'ischurie, facilitant la station prolongée de microbes dans la vessie, en second lieu toutes les influences qui sont de nature à altérer l'intégrité de l'épithélium vésical. Le bacille de la tuberculose et le gonocoque possèdent seuls la faculté de pénétrer sans ces circonstances accessoires dans la paroi vésicale et d'y déployer leurs effets ; les autres microorganismes pathogènes ont besoin des circonstances favorables que nous venons de mentionner pour produire l'inflammation de la paroi vésicale. La congestion des parois de la vessie, ainsi que les altérations plus ou moins prononcées de la surface vésicale interne, constituent d'autres facteurs favorables.

Lorsqu'il existe une cystite de peu d'importance, un nouveau traumatisme, une nouvelle atteinte à la paroi jusqu'alors restée intacte, peuvent donner lieu à un développement de la première infection dans d'autres parties de la paroi vésicale.

Trois voies sont ouvertes à l'invasion des microorganismes, l'urèthre, les urétères et la pénétration à travers la paroi vésicale des agents infectieux provenant de l'organe voisin. L'infection par l'urèthre a lieu spontanément. Les microorganismes se trouvant dans l'urèthre pénètrent dans la vessie, comme c'est le cas dans la gonorrhée ; il arrive ainsi que des microbes attachés à l'ouverture de l'urèthre, ou encore existants dans l'urèthre, sont importés dans la vessie par l'introduction d'instruments ; enfin le contenu de l'urèthre peut être aspiré dans la vessie par l'effet d'une position propice et par la survenance d'une dépression soudaine de la cavité vésicale.

Il a été prouvé expérimentalement que des microorganismes provenant des reins peuvent pénétrer dans la vessie par les urétères et on peut très souvent suivre cliniquement le chemin de l'infection tuberculeuse des reins à travers les urétères dans la vessie.

L'infection venant des organes voisins de la vessie peut être causée par le fait que les organes en question adhèrent à la vessie même et que de là l'importation des microbes infectieux a lieu au travers de la paroi vésicale devenue perméable en suite de la stase ; ou bien aussi il se produit directement dans la vessie une perforation provenant d'un foyer d'infection, d'un organe voisin, et c'est de cet endroit que la vessie est infectée.

La preuve que des embarras circulatoires minimes suffisent déjà pour rendre la paroi vésicale perméable à la migration des processus infectieux et que ces mêmes troubles de circulation paraissent susceptibles de préparer la paroi vésicale à l'inflammation, réside dans l'observation des cas de cystite gravidique, récidivante.

Il n'est pas rare de voir les patientes être affectées,

lors du commencement des troubles digestifs, dus à la gravidité, et à chaque grossesse, d'une colicystite, forme de cystite dans laquelle on trouve répandu abondamment, aussi bien dans l'urine que dans les sécrétions de la paroi, le bacille *coli commune*. La pléthore de la paroi vésicale accompagnant la grossesse rend d'une part la vessie perméable à ces bacilles et d'autre part prédispose à la production et à l'extension d'une infection d'origine microbienne.

Les infections générales contribuent du reste aussi à la réapparition d'anciennes cystites apparemment guéries. Les personnes qui ont éprouvé une cystite sont atteintes généralement d'une très forte recrudescence de celle-ci, si elles sont frappées d'une attaque de goutte ou de rhumatisme. Du reste, des maladies infectieuses générales peuvent aussi produire des cystites comme cela a été observé par exemple dans le typhus.

Enfin des prédispositions à ressentir l'action des bacilles peuvent être créées par la diminution de la nutrition de la paroi vésicale, nutrition altérée par des influences trophoneurotiques dans les maladies de l'épine dorsale. A cela s'ajoute la stase de l'urine, survenant en suite de la parésie, ou encore la circulation du sang dans la vessie est dérangée par le fait qu'à l'occasion d'opérations gynécologiques, les parois vésicales ont été séparées de leurs points d'attache. De plus, la surface extérieure, vive, de la vessie peut entrer en contact avec des moignons suppurants et en être infectée.

Le traumatisme de la vessie, qui constitue le point de départ d'inflammations, peut être occasionné soit par une intervention extérieure violente, ou encore la vessie peut être blessée par un instrument qu'on y a introduit ; il peut arriver aussi qu'un corps étranger séjournant dans la vessie ou un calcul qui s'y produit lèsent par suite de leurs mouvements, ou des contractions de la vessie, la surface intérieure.

La prophylaxie des cystites constitue un chapitre important. Nous avons déjà parlé du cathétérisme.

Il faut encore mentionner les précautions qui doivent être prises à l'occasion de l'exploration de la vessie pour prévenir des inflammations, même après que des lésions auraient été causées à la vessie.

Une mesure de précaution importante à prendre est de faire une instillation de |nitrate d'argent à 2 p. 100 après chaque exploration à la sonde, au cystoscope ou à l'endoscope, afin d'opérer une désinfection énergique. Il va sans dire qu'avant de procéder à l'exploration, toutes les précautions antiseptiques habituelles doivent être prises : désinfection des mains, des instruments et de l'ouverture uréthrale.

Pour toutes les opérations gynécologiques à exécuter dans le voisinage de la vessie, il faut observer ce principe que l'intégrité de la paroi vésicale doit autant que possible rester entière et que par conséquent on doit toujours détacher la vessie de l'utérus de manière que cette séparation ait lieu dans la couche de tissu cellulaire existant entre les deux organes; en outre, si en dépit de toutes les précautions on a cependant occasionné un catarrhe desquamatif, vésical, traumatique, celui-ci doit être traité convenablement, afin d'éviter la production d'une infection ou d'une cystite secondaire.

Comme nous l'avons déjà dit, les cystites sont difficiles à classer systématiquement selon leur étiologie, attendu que différents agents inflammatoires donnent lieu aux mêmes manifestations cliniques. Pourtant on peut distinguer parmi la série des cas observés divers types cliniques qui sont importants à fixer pour le diagnostic et le traitement. En tout état de cause, il peut être admis de prime abord que comparativement à la cystite gonorrhéique, les cystites provenant d'autres processus inflammatoires ont un développement en surface ou pour mieux dire l'inflammation part d'un centre, tandis que dans la cystite gonorrhéique les centres d'inflammation sont dispersés.

Le premier symptôme général de la cystite est la disparition de l'injection vasculaire sur la région atteinte. La forme la plus simple de la cystite est celle dans laquelle l'endroit en question de la muqueuse vésicale apparaît uniformément rougi et velouté ; à différents endroits sont suspendus des lambeaux d'épithélium et du pus coagulé. Les alentours immédiats de la partie enflammée paraissent subir une enflure réactive et œdémateuse. Dans l'urine, on peut découvrir d'abondantes cellules de pus ainsi que des débris de l'épithélium détaché.

Les symptômes subjectifs se manifestent par un besoin d'uriner douloureux, plus fréquent, et un sentiment de lourdeur et de pression dans la région vésicale. Une cystite, même sans importance au point de vue de ses symptômes objectifs, peut être accompagnée de fièvre ; on observe surtout au commencement de tout le processus une fièvre intense et, parfois aussi des frissons.

Même lorsqu'une cystite de ce genre existe depuis longtemps, on ne constate pas des colorations semblables à celles de la cystite gonorrhéique; dans la cystite non gonorrhéique chronique, la partie vésicale en état d'inflammation apparaît aussi plus ou moins uniformément colorée en rouge sombre.

Dans le cours subséquent de la maladie il peut se produire, par suite d'extension de l'inflammation sur une grande partie de la surface vésicale et de la perte d'épithélium consécutive, ce que l'on désigne sous le nom de cystite granuleuse. Toute la muqueuse vésicale paraît occupée par des granulations d'égales dimensions, d'un rouge vif, de sorte que la muqueuse vésicale ressemble sensiblement à du velours rouge, grossier. Parfois chacune de ces granulations est particulièrement grande, de sorte que l'image cystoscopique offre un arrangement des granulations semblable à celle d'un épi de maïs.

Dans les infections graves, ou lorsque des cystites graves ne sont pas soignées, la maladie peut tourner en cystite ulcéreuse. Diverses parties de la muqueuse vésicale se détachent comme dans des ulcères et il se forme des ulcères plus ou moins tendus, à fond irrégulier, d'une couleur, à bords rongés.

Des cystites ulcéreuses de ce genre sont rares, il est vrai, et elles se distinguent des ulcères gonorrhéiques en ce que ces derniers ont dans la règle leur siège sur une élévation tandis que les ulcères d'autres cystites paraissent enfoncés dans la paroi vésicale, s'établissant en dessous du niveau de la muqueuse. Mais les cystites ulcéreuses n'ont lieu généralement que lorsque la cystite de la surface est devenue parenchymateuse.

Les cystites parenchymateuses se distinguent par le fait que l'on peut très bien se rendre compte, par palpation, de l'infiltration des parois, que la vessie se montre très intolérante au remplissage, et qu'enfin lorsque des cystites de ce genre sont guéries, la vessie paraît recroquevillée, de sorte que sa capacité, une fois l'inflammation passée, est énormément diminuée.

Parmi les cystites ulcéreuses, il faut ranger les cystites après fissure. Il arrive, principalement à la suite de traumatisme provoqué par un corps étranger, que des arrachements de la muqueuse se produisent dans le col vésical ou au trigone, lesquels, infectés secondairement, se transforment en ulcères fendiformes qui causent aux patientes des troubles extraordinairement douloureux. Vues au cystoscope, ces fissures apparaissent comme des ulcères étroits, succulents, à bords sales; la muqueuse aux alentours présente des enflures œdémateuses.

Enfin il se produit souvent au trigone une inflammation aphteuse de la muqueuse vésicale, à laquelle on attribue comme cause le microorganisme des aphtes de la bouche. On décrit sous le nom de cystite membraneuse, exfoliative ou croupale, une forme d'inflammation de la vessie dans laquelle il y a formation de membranes reliées entre elles, fibrineuses, et qui sont la conséquence d'un processus inflammatoire de la surface vésicale. Ces membranes sont plus ou moins fortement attachées à la muqueuse vésicale; lorsqu'on les enlève, on trouve dessous des granulations isolées, saignant facilement; dans la région qu'elles recouvrent l'injection vasculaire est effacée. Des cystites membraneuses de ce genre naissent généralement lorsqu'il s'agit d'une infection étendue, intense, d'une grande partie de la paroi vésicale, de sorte qu'il se produit subitement des embarras circulatoires sur une grande surface.

Dans le champ du cystoscope, la muqueuse vésicale paraît partiellement recouverte de membranes d'un blanc jaunâtre, faiblement réfléchissantes et paraissant enroulées sur les bords. On peut détacher ces membranes lorsqu'elles sont encore attenantes, au moyen des pincettes du cystoscope à opérations; les membranes déjà détachées s'enroulent ordinairement sur elles-mêmes et nagent dans le champ visuel. Une fois que l'eau de remplissage de la vessie est reposée, on trouve fréquemment dans le fond de celle-ci et dans le trigone de grands lambeaux de membranes détachées.

Dans les infections foudroyantes, dues à des organismes pathogènes très virulents, il peut arriver que par suite de la stase inflammatoire subite, il y ait nécrose des parties superficielles. On parle alors de diphtérie de la vessie. Au cystoscope, on voit au milieu d'une partie d'un rouge sombre, enflée et faisant l'impression d'être fortement distendue, des taches de couleur indéfinissable, mais dont le centre est dans la règle d'un gris-noir où d'un brun-noir. Aux alentours de celles-ci se trouvent ordinairement des suffusions. Ces taches restent longtemps sans changements, pour se détacher ensuite lentement par inflammation circonscrite, de sorte que les croûtes nécrosiques sortent de la cavité de la vessie en lambeaux plus ou moins grands. En dessous des croûtes détachées spontanément ou artificiellement, on trouve des granulations d'un rouge vif, saignant facilement, et dont la production purulente est très considérable. Dans l'urine on voit d'abondantes cellules de pus, des corpuscules sanguins relativement nombreux et des lambeaux nécrosiques. Dans la diphtérie de la vessie, il se produit très fréquemment une décomposition ammoniacale de l'urine ; celle-ci a une odeur putride et dans le sédiment on trouve fréquemment du phosphate ammoniaco-magnésien.

La cystite causée par des corps étrangers dépend dans sa première apparition, aussi bien que dans la suite, de la manière dont ces corps ont tout d'abord lésé la vessie, et de la manière dont les autres altérations de la vessie ont été provoquées par les corps restants; elle dépend aussi du genre d'infection secondaire qui complique l'état des lésions en question. Les pierres rondes et lisses ou autres petits corps étrangers lisses sont souvent supportés pendant de longues années sans trouble spécial dans la vessie et sans symptômes d'inflammation. Si un corps étranger blesse par une pointe ou par ses rugosités la paroi vésicale, ces altérations guérissent souvent d'elles-mêmes, ce que l'on peut constater au cystoscope. Mais s'il y a infection par suite d'opération à l'aide d'instruments, d'essais d'extraction, etc., cette cystite par des corps étrangers reste généralement circonscrite et garde un caractère bénin.

Des cystites graves ne se produisent que lorsque le corps étranger empêche aussi le libre écoulement de l'urine. Il peut alors se produire des formes de cystites graves, même nécrosiques.

Un genre spécial de cystite est l'inflammation secondaire de la vessie après gangrène de la muqueuse vésicale. Par suite d'incarcération d'un utérus gravide, ou d'un myôme, la vessie peut être distordue et pincée, de telle manière que, d'une part évacuation régulière de la vessie est devenue impossible, de sorte que celle-ci est extraordinairement distendue par l'urine qui s'y rassemble, tandis que d'autre part la circulation est troublée de telle manière par la pression mécanique extérieure, que la nécrose de grandes ou de petites parties de la muqueuse vésicale en est la conséquence. Par suite de gangrène et de la stase de l'urine, il y a inflammation circonscrite du tissu épargné à côté du tissu mort; en outre il y a infection secondaire provenant du tractus intestinal, et atteignant le tissu, affaibli dans sa vitalité.

Parfois il se produit une gangrène de toute la muqueuse vésicale, de sorte qu'elle se détache totalement de la paroi et se dépose dans la cavité comme un sac. L'urine qui s'écoule goutte à goutte et les contractions de la vessie poussent cette muqueuse vésicale détachée dans l'urèthre; elle apparaît par un bout à l'ouverture uréthrale et l'on peut, en tirant, sortir toute la membrane, de sorte que l'on a devant soi comme une pièce moulée sur la surface interne de la vessie et sur laquelle on peut même reconnaître le trigone et les orifices des urétères. Ce qui est merveilleux, c'est que de semblables gangrènes totales de la vessie, une fois que les premiers symptômes alarmants sont passés et que l'utérus (myôme) a enfin été délivré de son incarcération, sont supportées sans troubles spéciaux ou tout au moins sans troubles proportionnels à la gravité de la maladie.

Il est tout aussi remarquable que, dans beaucoup de cas, la vessie se guérit complètement, la muqueuse vésicale se régénère entièrement, de sorte qu'une vessie de ce genre, vue au cystoscope, se présente tout comme une vessie normale, sauf cependant que la couleur ordinaire, jaune claire, de la muqueuse vésicale tire fortement sur le rouge. A vrai dire, une partie des malades placées dans ces conditions, meurent par suite de sepsie générale, provenant de la gangrène de la vessie, à moins que la mort n'ait déjà été promptement amenée par des abcès de la paroi vésicale ou des infections secondaires du tissu cellulaire pelvien.

La *cystite gravidique récidivante* mérite une mention spéciale. J'ai observé une série de cas chez des femmes absolument saines, chez lesquelles je n'ai pu, malgré toute mon attention, trouver aucune infection gonorrrhéique et qui étaient toujours atteintes dans les premiers mois de la grossesse, d'une cystite où j'ai trouvé d'abondants *coli*. Cette cystite se produisait régulièrement après des troubles de digestion, lesquels troubles prenaient toujours chez les individus en question le caractère de troubles provenant de stagnation grave de matières fécales. Toutes ces patientes étaient du reste affectées d'entéroptose et d'atonie intestinale plus ou moins prononcée. Parfois on trouve comme point de départ de la cystite gravidique la *leucoplacie de la vessie*.

Cette affection est une forme spéciale de l'inflammation vésicale chronique. Par suite de l'irritation inflammatoire permanente de la muqueuse vésicale, il y a cornification de l'épithélium à certaines places circonscrites, et on distingue ici deux formes. Une des formes a encore le caractère d'une inflammation, et l'épithélium cornifié est continuellement en état d'exfoliation abondante; dans la seconde forme, l'inflammation a totalement ou presque totalement dis-

paru, et les couches d'épithélium cornifié relativement épaisses, se trouvent plutôt dans un état stable.
Au cystoscope, les leucoplacies apparaissent semblables à des taches à bords bien définis, d'un blanc-
gris, légèrement réfléchissantes, dont la grosseur varie
de celle d'un grain de millet à celle d'un pois.

Les leucoplasies squameuses ont généralement des
bords s'élevant au-dessus du niveau de la muqueuse.
Celles qui ne présentent plus une forte desquamation
d'épithélium sont au niveau du reste de la muqueuse
vésicale. Si la leucoplasie se transforme en une cystite récidivante, les bords sont entourés d'une auréole
rouge. Parfois on trouve dans la leucoplasie squa-
meuse une ombilication centrale.

Le symptôme principal de la leucoplasie est un
besoin permanent et tourmentant d'uriner, lequel
oblige les patientes à évacuer l'urine jusqu'à cin-
quante fois dans l'espace de vingt-quatre heures.
Ordinairement les leucoplasies sont la suite de cystites chroniques d'origine microbienne non gonorrhéiques ; les inflammations vésicales, négligées, à la
suite des couches, sont surtout la cause la plus fréquente de la leucoplasie. Je n'ai pas encore observé
cette dernière comme suite de la cystite gonorrhéique.
Brik a constaté et publié la corrélation entre la leucoplasie et la gonorrhée.

La leucoplasie même prend une grande importance
à l'état de cornification stable, par le fait que des
taches ci-dessus mentionnées peuvent résulter des
récidives de cystites générales, si elles sont favorisées
par des causes irritantes spéciales. Des dommages
extérieurs quelconques, comme des refroidissements,
la stagnation de matières fécales et des maladies infec-

tieuses générales, peuvent donner lieu à des rechutes de cystites provenant de la leucoplasie. Le fait que de la cystite gravidique récidivante dérivent parfois des taches de leucoplasies, a déjà été mentionné.

Le siège de la leucoplasie est dans la règle au trigone, et le plus grand nombre des taches s'établit ordinairement dans le voisinage de l'orifice interne.

Une fois la cystite devenue chronique, les symptômes subjectifs restent les mêmes; seulement ils diminuent graduellement.

Tout cet état maladif est plutôt désagréable que douloureux et finit par devenir plus supportable, soit par la diminution de douleur, soit par l'habitude. Ce qui dérange le plus les patientes, c'est l'interruption du repos nocturne, occasionnée par le fréquent besoin d'uriner.

Le diagnostic de la cystite gonorrhéique ne peut être établi que par le cystoscope. On peut dès l'abord mentionner le fait que le diagnostic différentiel entre l'uréthrite et la cystite gonorrhéique ne peut être effectué exactement que par la cystoscopie. Toutes les autres méthodes d'exploration ne donnent que des résultats incertains.

L'épreuve des deux verres n'est pas décisive, car l'urèthre de la femme, ainsi que l'a déjà fait justement remarquer *Gersuny*, n'est pas toujours nettoyé dans toute sa longueur par la traversée du jet d'urine; par conséquent, il peut encore arriver que du pus soit entraîné au dehors de l'urèthre dans le second verre et trouble l'urine recueillie, sans qu'on ait après cela la preuve d'une maladie vésicale. Inversement, lorsqu'on a eu la précaution d'évacuer une partie du contenu de la vessie pour le lavage de l'urèthre et qu'on vide ensuite le reste au moyen d'un cathètre, et que ce reste soit tout à fait limpide, on ne peut pas en inférer en toute certitude la non-existence d'une cystite. Les produits d'inflammation peuvent si fortement être attachés à la paroi vésicale, ou n'exister momentanément qu'en si petite quantité, que l'urine n'en est pas troublée. On a déjà indiqué les mesures qui doivent être prises pour rendre possible la cystoscopie dans les vessies très sensibles.

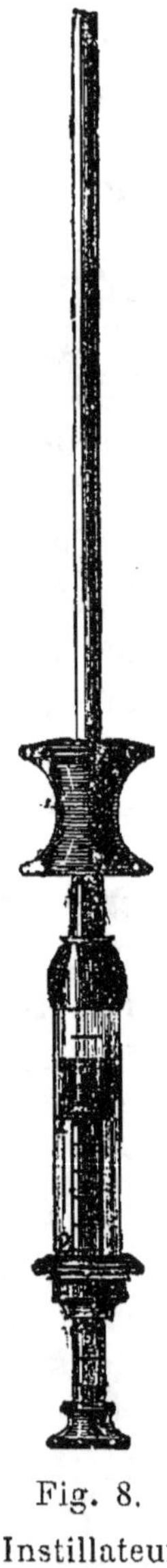

Le traitement de la cystite gonorrhéique se divise en deux phases : l'adoucissement immédiat des douleurs, et la guérison définitive de la maladie même.

La strangurie et les sensations douloureuses pendant la période aiguë, exigent l'emploi de narcotiques ; on applique ces derniers de la meilleure manière sous forme de suppositoires dans le rectum. Un centigramme de morphine ou la même quantité de cocaïne exercent une action calmante immédiate. Des cataplasmes très chauds dans la région de la vessie rendent de bons services.

Pour diluer l'urine, on fait boire aux patientes une tisane de parties égales d'herniaire et de feuilles de raisin d'ours, ainsi que du lait d'amandes. Il vaut mieux éviter

Fig. 8.

Instillateur d'Ultzmann.

les balsamiques, pour éviter l'irritation rénale. Le salol, maintes fois recommandé, produit parfois, selon certains auteurs des hémorragies rénales très importantes. On combat la constipation réflexe de la meilleure manière par la rhubarbe.

Le remède souverain pour la guérison des cystites gonorrhéiques est le nitrate d'argent. Son application a lieu par instillation. On commence par employer une solution à 2 p. 100, et on augmente éventuellement jusqu'à 10 p. 100. Les instillations sont effectuées au moyen des instillateurs d'Ultzmann (voir fig. 8).

L'instillateur consiste en une sonde capillaire rectiligne en argent, ayant une longueur de 12 centimètres (son épaisseur correspond à Charrière n° 12), et d'une seringue de Pravaz introduite dans le pavillon de la sonde. Le volume intérieur du cathéter est calculé de telle manière que son contenu total corresponde à une partie de la graduation de la seringue. Si, par conséquent, on veut injecter dans la vessie deux ou trois divisions du contenu de la seringue, on doit faire passer trois ou quatre divisions de la seringue à travers la sonde, une partie restant toujours dans le tube du cathéter. On utilise, pour une instillation, de deux à trois divisions du contenu de la seringue.

L'instillation s'effectue en introduisant dans la vessie jusqu'au trigone le cathéter lubrifié à la glycérine, en ayant soin de vider préalablement la vessie immédiatement avant l'opération. Là-dessus on fixe la seringue remplie de solution de nitrate d'argent et on injecte la quantité voulue.

XVII

CYSTITE GONORRHÉIQUE

Wertheim a prouvé microscopiquement que les cystites désignées comme gonorrhéiques par les observations cliniques, sont de fait de véritables inflammations gonorrhéiques de la muqueuse vésicale. L'aspect cystoscopique et le cours des inflammations vésicales de ce genre, sont devenus des types cliniques parfaitement définis.

La cystite gonorrhéique provient, soit de l'introduction spontanée des gonocoques de l'urèthre ou de l'importation de la sécrétion gonorrhéique au moyen d'instruments introduits *per urethram* dans la vessie, étant donné qu'une uréthrite gonorrhéique est très souvent confondue avec un catarrhe vésical, et que des lavages de la vessie sont effectués en vue de guérir ce catarrhe vésical supposé.

On peut très fréquemment suivre exactement la progression de l'infection depuis l'urèthre jusqu'à la vessie, au moyen du cystoscope. Dans les cystites gonorrhéiques récentes, on voit au cystoscope comment des zones d'inflammation étroites, rouges, confuses, s'étendent entre la muqueuse de l'orifice interne enflée, d'un rouge sombre, et la cavité vésicale. Les plis intermédiaires, depuis l'orifice dans la direction de la vessie, par conséquent dans ce qu'on

8.

appelle le col vésical, paraissent gonflés ; sur ces plis on voit aussi des taches dispersées, d'un rouge pâle. Bien que tout le reste de la surface vésicale soit intact, il y a, attachés aux endroits les plus divers, des lambeaux blancs facilement détachables, qui sont des produits de l'inflammation gonorrhéique dans le col vésical.

Dans le cours de la maladie, il se forme aussi sur le reste de la surface vésicale interne, mais principalement dans le trigone, des taches rouges entre lesquelles la muqueuse vésicale a une apparence absolument normale. *La répartition en taches dispersées, des zones d'inflammation, est caractéristique pour la gonorrhée vésicale.*

Dans les cas très prononcés, on voit sur les bords des taches des suffusions récentes de sang sous l'épithélium ; il y a même des hémorragies dans la paroi vésicale ; le sang apparaît dans l'urine ou même du sang pur est évacué en petite quantité, à la fin de la miction ou du cathétérisme.

Une fois la cystite gonorrhéique devenue chronique, la couleur des taches rouges à l'origine devient sale et d'un brun plus ou moins sombre. Au centre de ces taches se trouvent souvent de petits ulcères. Ces derniers sont au commencement granulés et rouges ; ces granulations saignent très facilement, soit spontanément, soit à l'attouchement.

De ces petits ulcères peut se développer une forme spéciale de la cystite gonorrhéique, *la cystite ulcéreuse avec infiltration.* On voit au cystoscope le centre des taches brunes quelque peu élevé ; ces plateaux sont couverts d'exsudats d'un blanc jaunâtre, faiblement réfléchissants. Si l'on essaie d'arracher ces parties avec les pincettes du cystoscope à opérations, on constate qu'elles sont très fortement attachées. Si l'on force, on voit que ces parties couvraient des ulcères de couleur indéfinissable, paraissant irrégulièrement granulés. Si ces ulcérations se sont produites à des places favorables, on peut très bien palper l'infiltration de la paroi vésicale. La capacité de la vessie est considérablement diminuée.

La cystite gonorrhéique chez les enfants se distingue de celle des adultes par le fait que les zones d'inflammation sont généralement un peu plus grandes et que dans le cours de la maladie elles se rejoignent facilement. La symptomatologie de la cystite gonorrhéique résulte des altérations qui se sont produites dans chaque cas spécial. La cystite gonorrhéique aiguë provoque une sensibilité considérable de toute la vessie ; le besoin d'uriner augmente très considérablement de fréquence et les évacuations isolées sont excessivement douloureuses ; l'hématurie a déjà été mentionnée. Des accès de fièvre allant jusqu'à 39° ne sont pas rares.

Il est très important de ne pas retirer la sonde après que l'injection a été effectuée, afin de ne pas laisser couler de la solution de nitrate d'argent dans l'urèthre. On abandonne par conséquent le cathéter quelque temps dans la vessie afin que le liquide puisse s'égoutter complètement et on l'extrait seulement après. Tandis que la vessie, même à l'état d'inflammation, supporte ordinairement très bien les caustiques, l'urèthre, en revanche, est extraordinairement sensible. Si des douleurs vives surgissaient après l'instillation, ce qui du reste est très rarement le cas, on appliquerait immédiatement un suppositoire de cocaïne ou de morphine dans le rectum. Ces instillations sont effectuées tous les deux ou trois jours et continuées jusqu'à complète guérison. Il va sans dire que pendant la durée du traitement les mets fortement épicés ainsi que les boissons alcooliques doivent être absolument proscrits.

Si une vessie gonorrhéique est très sensible à l'état d'inflammation aiguë, il est indiqué de faire tout d'abord disparaître cette sensibilité avant qu'on passe au traitement au nitrate.

Dans ce but, on applique tous les soirs dans le rectum un suppositoire d'ichthyol à 10 p. 100 et l'on injecte quelquefois dans la vessie environ 20 grammes d'une émulsion d'iodoforme à 10 p. 100.

Au bout de peu de jours, la vessie devient si tolérante que l'on peut passer à l'instillation au nitrate d'argent.

On peut très bien contrôler au cystoscope le succès de l'instillation au nitrate. Avec les progrès de la guérison, les taches brunes et rouges disparaissent de plus en plus, jusqu'à ce qu'enfin toute la muqueuse vésicale ait repris son apparence normale, d'un jaune brillant. Lors même que tous les troubles subjectifs ont disparu, la guérison ne peut cependant être constatée d'une manière certaine qu'au moyen du cystoscope. Les ulcères non infiltrés guérissent aussi très rapidement par l'emploi du nitrate.

Ce mode de traitement ne suffit plus lorsque la maladie a atteint la forme de la cystite ulcéreuse avec infiltrations ; ceci s'explique parfaitement par le changement pathologique. Car une corrosion, si intensive soit-elle, n'atteindra jamais l'endroit où l'on a l'intention d'obtenir l'effet voulu, c'est-à-dire

le fond des ulcères, ces ulcères étant revêtus d'une
couche ferme. On doit tout d'abord enlever cette dernière, faire partir les granulations torpides avant que
les caustiques puissent déployer leur effet. La mise à
nu et l'excochléation des ulcères a lieu au moyen de
la curette du cystoscope à opérations. On détermine
d'abord la position des ulcères avec le cystoscope ; on
gratte le recouvrement avec la curette et l'on enlève
les granulations d'une couleur indéfinie. Il ne se produit pas d'hémorragie notable quelconque après ces
interventions ; elles ne sont pas plus douloureuses
que le reste de l'opération. Au bout de huit à quinze
jours, les ulcères se cicatrisent à la suite des instillations continues de solution de nitrate d'argent
à 2 p. 100. Ce n'est que dans des cas prolongés qu'il
est nécessaire de faire suivre l'excochléation d'une
corrosion des endroits affectés de pertes de substances, au moyen du nitrate ou de cautériser le fond
de l'ulcère au galvano-cautère. Avec la guérison des
ulcères disparaît parfois, seulement au bout d'un
certain temps, l'infiltration des parois vésicales et la
capacité de la vessie se rétablit suffisamment.

Un mot encore sur ce qu'on appelle les lavages de
la vessie. Nulle part on ne pèche autant contre les
principes d'un traitement rationnel qu'en faisant des
lavages inopportuns dans la cystite gonorrhéique.
Assurément on peut aussi amener la guérison d'une
cystite gonorrhéique peu étendue par des lavages
répétés, mais, même dans le cas le plus favorable, le
traitement est plus long et les interventions sont plus
fréquentes.

Il est évident qu'un lavage de la vessie ne peut
amener aucun dommage si l'on n'indroduit dans la

vessie que de très petites quantités de liquide à la fois. Rien n'est plus nuisible que de distendre la vessie par des injections de liquide. Ce n'est pas seulement que l'on cause aux malades des douleurs et qu'on irrite la vessie à un tel point que les patientes souffrent encore plusieurs heures après de contractions vésicales douloureuses, mais, en outre, on peut constater directement au cystoscope qu'une distension de ce genre, de la vessie, a causé un dommage local. J'ai observé des cas que j'avais examinés immédiatement avant un lavage de vessie effectué par un autre médecin. Il y avait bien des taches rouges dans le trigone, mais deux jours après le lavage de vessie, au sujet duquel les patientes disaient que l'injection du liquide avait été poursuivie jusqu'à ce qu'il se produisît un violent besoin d'uriner, je trouvais la vessie tout entière parsemée de points d'inflammation; la vessie était devenue très intolérante et les malades se plaignaient d'une augmentation considérable de leurs souffrances.

Il faut admettre que lorsqu'on remplit très fortement une vessie en état d'inflammation il se produit de très énergiques contractions comme conséquence de l'accroissement de la sensibilité de la vessie; il faut supposer encore que la couche épithéliale se déchire à diverses places et que par conséquent l'invasion des organismes pyogènes est favorisée. *Je rejette complètement le lavage de la vessie comme traitement dans la cystite gonorrhéique* et cela pour les motifs suivants : le procédé est embarrassant; il faut laver très fréquemment la vessie si l'on veut obtenir en définitive un résultat, c'est-à-dire introduire très fréquemment une sonde et par conséquent irriter autant de fois la vessie par la sonde et les lavages. Enfin le danger de léser la vessie existe toujours, attendu qu'on ne sait jamais quelle quantité de liquide de remplissage amène des contractions énergiques de la vessie.

Le lavage de la vessie avec une sonde à double courant est une pure fumisterie. *Ultzmann* a déjà prouvé que dans une sonde de ce genre le liquide de remplissage passe toujours directement d'un œil de sonde à l'autre. Si l'on veut donc réellement nettoyer une partie de la paroi vésicale avec un jet de liquide, il faut comprimer de temps en temps le tuyau conducteur, c'est-à-dire irriter la vessie d'une manière intermittente. L'emploi des irrigateurs en vue de lavages vésicaux est d'ailleurs repoussé par tous les urologues sans exception.

XVIII

CYSTITE TUBERCULEUSE

La tuberculose de la vessie peut aussi bien être
une affection primaire qu'une affection secondaire,
provenant des reins et des urétères. Ce n'est pas une
maladie particulièrement fréquente. La tuberculose
vésicale se présente aussi bien sous la forme d'inflammation tuberculeuse de la muqueuse que sous la
forme tubéreuse. Son siège de prédilection est le trigone ou les environs immédiats de l'orifice interne.

Dans le cystoscope on voit de tout petits ulcères
qui n'ont point de champ de réaction. Des groupes
de nodules non encore dégénérés ont généralement
leur siège à côté des ulcères disséminés irrégulièrement. Le reste de la muqueuse vésicale est intact et
présente une couleur et une injection vasculaire normale. Cette forme ulcéreuse ou nodulaire de la tuberculose peut rester longtemps stationnaire.

La tuberculose générale de toute la muqueuse
vésicale est très rare. Mais souvent, lorsqu'il y a transformation en infection mixte, les ulcères s'étendent
généralement et se réunissent.

La *forme tubéreuse* de la tuberculose vésicale apparaît généralement solitaire. Dans le voisinage de l'orifice interne, on voit une proéminence plus ou moins
élevée, portant un ulcère à son sommet. Les formes

tubéreuses de tuberculoses vésicales de ce genre sont souvent prises pour des néoplasies malignes, mais elles se distinguent de ces dernières par le fait que lorsqu'il y a nécrose et exulcération à leur surface, on voit régulièrement une incrustation à cet endroit, tandis qu'on n'observe rien de ce genre dans la tuberculose.

La cystite tuberculeuse se manifeste par une douleur considérable. Tandis que dans les autres cystites chroniques les symptômes du besoin d'uriner surpassent dans la règle les sensations douloureuses, c'est le contraire dans la cystite tuberculeuse. Le besoin d'uriner n'est pas nécessairement plus fréquent, mais les actes isolés de l'évacuation de l'urine causent de fortes douleurs et la vessie elle-même est continuellement le siège de sensations pénibles, même à l'état de repos. L'urine est trouble, floconneuse ; souvent on trouve dans le sédiment des bacilles de la tuberculose.

Von Frisch a indiqué le procédé suivant pour faire la preuve de l'existence de ces bacilles :

« Les urines relativement claires sont centrifugées, les urines purulentes sont traitées suivant la méthode de Biedert[1] et ensuite centrifugées ; les urines riches

---

[1] Quinze centimètres cubes d'urine sont mélangés avec deux cuillers à soupe d'eau et avec quatre à huit gouttes de soude caustique ; on chauffe ensuite en ajoutant peu à peu de quatre à six cuillers à soupe d'eau jusqu'à ce qu'il se forme une masse de liquide fluide ; on laisse séjourner celle-ci pendant deux jours dans un verre haut, pointu si possible, ce qui fait que toutes les parties solides se déposent au fond avec les bacilles. Ensuite on décante le liquide jusqu'au dépôt (il reste un demi à trois quarts de centimètres de hauteur de liquide), et au moyen de l'aiguille de platine, on sort des parties de ce dépôt pour les mettre sur la lamelle.

KOLISCHER.   9

en urates sont traitées suivant Sehlen-Wendriner[1] et ensuite également soumises à la sédimentation rapide à la centrifuge. De cette manière, on parvient à établir avec certitude dans l'intervalle d'une demi-heure à une heure, le diagnostic de la tuberculose ou à conclure à son absence. »

Après des lavages d'une vessie tuberculeuse, celle-ci réagit ordinairement et il y a augmentation considérable des douleurs et aggravation de l'état général. Le traitement consistera, comme dans toutes les maladies tuberculeuses, aussi bien à relever l'état de santé générale qu'à éloigner les foyers locaux d'infection. Si la tuberculose de la vessie est la conséquence d'une tuberculose préexistante et persistante des reins, la guérison de la maladie de la vessie ne pourra avoir lieu qu'après extirpation du rein malade ; ce procédé combiné, extirpation du rein et ensuite traitement de la vessie, a déjà souvent été exécuté avec succès.

Le fait qu'une tuberculose de la vessie est originaire des reins, se manifeste dans la vessie par le fait que le groupe principal du processus d'infiltration tuber-

---

[1] On ajoute à l'urine du verre conique environ 1/5 ou 1/6 de son volume d'une solution de borax et d'acide borique correspondant à la quantité approximative des urates existants et suffisante pour produire l'effet de conservation prévu. On prépare cette solution de la manière suivante : dissoudre 12 p. 100 de borax pulvérisé dans de l'eau distillée très chaude, ajouter la même quantité d'acide borique en remuant. Filtrer à chaud. Il se forme un dépôt cristallin sur la paroi, la solution claire est mélangée à l'urine d'où résulte la dissolution de l'acide urique et ses sels des phosphates et autres sédiments inorganisés ; par ce moyen la décomposition de l'urine est évitée. Un autre avantage existe aussi par le fait que des précipités gênants ne se produisent pas et que la sédimentation est facile et la plus complète possible.

culeux a son siège immédiatement à l'ouverture de l'orifice rougi et en état d'inflammation. Dans la cystite tuberculeuse de la vessie, *Guyon* recommande comme meilleur remède à appliquer pour rendre cet état supportable, l'instillation d'une solution aqueuse de sublimé d'une concentration allant de 1 p. 1.000 à 1 p. 100. Les instillations de nitrate d'argent ont une influence nuisible directe. Un remède excellent pour amoindrir la sensibilité aux douleurs provenant des contractions vésicales, consiste dans l'introduction de petites quantités d'une émulsion d'iodoforme à 10 p. 100. On n'obtient évidemment pas, par ce moyen, la guérison, mais il se forme des granulations et on peut, par un traitement méthodique à l'iodoforme, amener la vessie à un état qui la prépare convenablement à subir le traitement définitif.

Celui-ci consistera, lorsqu'il n'y aura pas des bourgeons et des groupes d'ulcères trop nombreux, à gratter les ulcères et les bourgeons à l'aide du cystoscope à opérations, à laver ensuite la vessie et à cautériser énergiquement au galvano-cautère les endroits affectés de pertes de substance. Mais si la tuberculose est répandue d'une manière diffuse sur la surface de la muqueuse vésicale, il faut procéder à l'extirpation totale de celle-ci après avoir effectué la taille hypogastrique, procédé auquel on a fréquemment recouru avec succès depuis Bardenheuer. L'épithélium vésical se régénère au cours de la guérison. La surface de la vessie réapparaît lisse et brillante, toutefois d'une nuance plus rouge que d'habitude, la vessie redevient normale et peut de nouveau fonctionner.

Les formes tubéreuses ou les grands ulcères solitaires sont traités par excision de la partie malade, jusqu'au tissu sain et par suture. On prépare l'accès par la taille hypogastrique. Chez les individus complètement débilités, chez lesquels une guérison radicale est impossible, on établit une fistule vésicale permanente.

XIX

TRAITEMENT DE LA CYSTITE

Le traitement des inflammations vésicales doit se conformer à deux indications. Tout d'abord diminuer les douleurs des patientes et cela à tel point qu'un traitement énergique soit rendu possible, ensuite amener la guérison du processus inflammatoire même. En essayant de diminuer les troubles, il y a lieu de considérer d'où ceux-ci proviennent en définitive et de rechercher également quelle sorte de douleur est la plus tourmentante.

Dans les cystites dont le point principal du processus inflammatoire est situé à la surface de la muqueuse vésicale, on obtient dans la règle un résultat subjectif rapide. Dans ces cystites, le sentiment de la douleur n'est ordinairement pas très prononcé et les symptômes qui tourmentent le plus les malades, sont le besoin fréquent d'uriner et les contractions douloureuses de la vessie après l'évacuation. Dans ces circonstances on obtient un résultat rapide et décisif en employant l'ichthyol sous forme de suppositoires introduits dans le rectum.

Rp. Sulfoichtyobate d'ammoniaque . . . 3.0
Beurre de cacao pour faire . . . . . 10 suppositoires.
S. 2 suppositoires en 24 heures.

Il est important de prescrire au pharmacien de ne pas employer des suppositoires creux dans lesquels l'ichthyol soit versé, parce que le médicament, après la fusion du suppositoire, peut couler tout d'un coup sur la muqueuse vésicale, et occasionner une brûlure dans l'anus. Si, par contre, l'ichthyol est bien mélangé avec le véhicule, toute action irritante sur la muqueuse rectale est évitée tandis que l'effet analgésique et calmant de l'ichthyol peut se développer et se maintenir.

Mais si le besoin d'uriner est très douloureux et très tourmentant, de sorte qu'il se produit de très fortes douleurs avant et après l'évacuation de l'urine, il est très bon de placer dans le vagin ou dans le rectum des suppositoires de morphine. On obtient en tout cas, en employant cet alcaloïde, ce résultat, que l'état des patientes devient supportable jusqu'au moment où le traitement amène l'analgésie.

Une indication importante qu'on doit aussi observer, c'est de donner à boire aux patientes beaucoup d'eau minérale, parce qu'une urine concentrée a un effet très irritant sur la muqueuse. Il faut engager les malades à uriner fréquemment parce que la diurèse est très augmentée par la consommation d'eau minérale et qu'il ne faut pas que l'urine, se rassemblant dans la vessie, distende celle-ci, ce qu'elle supporterait difficilement une fois en état d'inflammation.

Pour favoriser le plus possible le repos nocturne des malades, on interdit l'ingestion de liquides déjà quelques heures avant le coucher et on applique, si c'est nécessaire, un suppositoire de morphine immédiatement avant le coucher ou un suppositoire d'ichthyol une heure avant. Les cataplasmes chauds sont très recommandables bien qu'un peu plus lents dans leur effet ; ils doivent recouvrir toute la région de la vessie, la vulve et le périnée.

Il est aussi très important d'éviter la constipation, car les cystites entraînent la constipation réflexe. Il faut évidemment exclure les drastiques. Le mieux est d'employer les préparations de rhubarbe dont on peut aider l'effet si c'est nécessaire par des lavements d'eau froide. Il faut aussi, cela va sans dire, suivre un régime et interdire l'alcool sous toutes ses formes. Un remède domestique très recommandé pour diluer l'urine est la consommation abondante d'eau sucrée. Dans la phase aiguë des cystites, il faut recommander en général le séjour au lit et dans les cystites chroniques, au moins s'abstenir de mouvements violents.

Les *cystites de surface* guérissent très rapidement après un traitement local convenable. Celui-ci consiste dans l'instillation de deux à trois divisions d'une solution de nitrate d'argent de 2 à 10 p. 100 appliqués à l'aide de la sonde à instillation d'Ultzmann. Mais il est très souvent nécessaire, dans les premières phases du traitement, de rendre tout d'abord la vessie tolérante et de la préparer à l'application du nitrate d'argent. On obtient ce résultat de la meilleure manière en introduisant une émulsion d'iodoforme dans la vessie. Pour préparer cette émulsion d'iodoforme, j'emploie de préférence l'*huile de sésame* et cela pour les raisons suivantes : l'huile de sésame ne se décompose absolument pas, même lorsqu'on la soumet à la stérilisation, et, de plus, on peut très bien émulsionner dans cette huile une quantité notable d'iodoforme sans que celui-ci se sépare de l'émulsion, même après un long repos. Enfin l'huile de sésame présente comparée à la glycérine l'avantage d'être absolument neutre tandis que cette dernière occasionne des douleurs considérables dans la muqueuse vésicale en état d'inflammation par suite de son fort pouvoir déshydratant.

On a aussi recommandé d'introduire de l'émulsion de glycérine dans la vessie et de retirer la glycérine quelque temps après, lorsque l'iodoforme s'est déposé sur la paroi vésicale. Mais si l'on procède ainsi et que l'on regarde au cystoscope après avoir soigneusement rempli la vessie avec un peu d'eau, on constate que l'iodoforme s'est déposé en grosses masses sur le trigone et que, par conséquent, il n'est pas question d'une répartition égale sur la surface vésicale. On peut aussi remarquer qu'après cette opération, l'iodoforme apparaît rassemblé en gros morceaux dans l'urine. Mais si l'on emploie une émulsion dans l'huile de sésame, l'iodoforme se répartit sur toute la surface de la muqueuse vésicale à l'état très divisé et il peut y déployer tous ses effets, cette émulsion étant stable.

L'émulsion d'iodoforme est introduite dans la vessie au moyen d'une seringue, dont l'extrémité est étirée en forme de sonde, extrémité qui, bien huilée, est poussée dans la vessie préalablement vidée. La quantité de liquide appliqué en une fois ne doit pas dépasser 30 centimètres cubes afin de prévenir la distension de la vessie. Après deux ou trois injections de cette émulsion, laquelle renferme en général 10 p. 100 d'iodoforme, une vessie même très sensible et très irritable est devenue suffisamment tolérante pour pouvoir supporter une instillation de nitrate d'argent sans réaction.

On commence par employer deux divisions d'une

solution de nitrate d'argent à 2 p. 100 et on observe dans l'application les précautions suivantes : après avoir introduit la solution de nitrate d'argent dans la vessie, on attend quelque temps, afin de permettre à la solution de dégoutter complètement de la sonde, et pour qu'il n'en soit point introduit dans l'urèthre lors de la sortie de l'instrument. Il va sans dire qu'avant l'instillation, la vessie doit être soigneusement vidée. On est obligé de recourir à une plus forte concentration que dans les cystites opiniâtres ; d'ailleurs la tolérance de la vessie augmente considérablement par la répétition des instillations de nitrate d'argent, de sorte que même des solutions à 10 p. 100 peuvent être supportées sans réactions douloureuses. Les instillations sont effectuées ordinairement tous les deux ou trois jours. Sous leur action, l'inflammation rétrograde ordinairement très rapidement, l'urine redevient claire, les douleurs cessent. Mais avant de pouvoir parler d'une guérison définitive et de suspendre le traitement, il faut exécuter chaque fois un examen cystoscopique de la vessie.

Nous avons déjà pris position dans le chapitre des généralités, contre ce que l'on appelle les lavages de la vessie. S'il existe à côté de la cystite une uréthrite, le traitement de cette dernière n'a lieu qu'après celui de la cystite.

Les cystites dans lesquelles le processus inflammatoire a déjà atteint les couches profondes de la paroi vésicale nécessitent un traitement différent suivant les formes diverses de la maladie.

S'il s'agit de *cystites croupales ou diphtéritiques* il faut enlever les produits d'exsudation, afin d'éliminer l'irritation causée par ces corps étrangers et de prévenir l'amoncellement des produits de la putréfaction dans la vessie ; il faut aussi désinfecter les surfaces nécrosées. Ici le traitement vésical se divise en deux parties : 1° le lavage vésical ; 2° l'introduction d'un désinfectant approprié. Le lavage de la vessie doit être effectué avec de l'eau tiède stérilisée, pour autant que la décomposition putride n'a pas déjà commencé. On se sert pour ce lavage d'une seringue à main pour les raisons déjà indiquées dans les chapitres précédents. Mais ici, il faut encore observer la précaution que la quantité de liquide introduite ne dépasse pas une quantité minime ; on poursuit l'injection et l'écoulement au dehors jusqu'à ce que le liquide de remplissage ressortant réapparaisse complètement clair. Ensuite, application du liquide de désinfection choisi, lequel toutefois, selon mes expériences, doit être une solution de nitrate d'argent.

Si le dépôt de l'exsudat contre la paroi vésicale est très visqueux et si la sécrétion est gélatineuse, on se sert pour le lavage d'une solution de sel de cuisine à 1/2 p. 100.

La décomposition du contenu vésical est-elle déjà devenue putride, qu'il y a, pour la combattre, un remède souverain, c'est la *pyoctanine* qui, pour autant que je le sache, a été introduite dans la thérapeutique vésicale pour la première fois par *Hanc*. On prépare une solution de 1 p. 1000 de pyoctanine, on la filtre, on dilue le produit de la filtration de moitié avec de l'eau à une température moyenne (jusqu'à 22°), et l'on effectue le lavage. Après quelques séances, la putrescence de l'urine a généralement complètement disparu.

Mais comme il y a des vessies à parois affectées d'infiltrations et opposant fréquemment des réactions considérables, même à des interventions les plus minimes, on est très souvent obligé de rendre la vessie tolérante pour les premières séances. Dans ce but, on procède de la manière suivante dans les cas les plus graves de cystite compliquée d'infiltration : on introduit, vingt minutes avant le commencement du traitement proprement dit, 10 à 20 cm³ d'une solution d'antipyrine à 4 p. 100. Au bout de vingt minutes, l'effet analgésique se produit et se maintient assez longtemps.

Lorsqu'une vessie réagit après traitement par des contractions et un état douloureux, il ne reste rien d'autre à faire que de combattre la douleur par l'application de narcotiques (suppositoires de morphine). Pour rendre supportable l'état douloureux de la vessie, même en dehors du traitement, on emploie avec le meilleur succès des ventouses ou des sangsues appliquées sur le périnée et la région vésicale, ainsi que des cataplasmes très chauds. Ces derniers toutefois doivent être excessivement chauds pour obtenir un effet. La température de ces cataplasmes peut être portée jusqu'à 35°; d'ailleurs, la tolérance de la peau dans chaque individu contre l'action de l'eau très chaude est essentiellement différente. On applique du reste les cataplasmes aussi chauds que les patientes peuvent le supporter.

La phase finale du traitement consiste parfois à rétablir la capacité de la vessie. Dans les cystites qui ont eu une longue durée, il se produit, comme nous l'avons déjà dit, un rétrécissement concentrique de la la vessie. Lorsqu'on rencontre chez la malade et chez le médecin les qualités de patience et de support voulues, on réussit parfois, par distension méthodique de la vessie et par injection de quantités croissantes d'eau, de rétablir la capacité de la vessie, sinon complètement, tout au moins à un degré satisfaisant. Mais ces essais de distension de la vessie ne doivent pas être commencés avant qu'un temps prolongé de santé sans récidive se soit écoulé depuis la guérison définitive de la cystite.

Si des ulcères se sont produits dans la muqueuse vésicale au cours d'une cystite à infiltration, celles-ci sont curettées à l'aide du cystoscope à opérations, et le fond de l'ulcère est cautérisé au galvano-cautère.

Les *cystites de forme granuleuse* exigent le plus de temps pour la guérison. Dans ce cas, on n'obtient cette dernière que par l'instillation fréquente de solution de nitrate d'argent à forte concentration.

Dans la gangrène de la muqueuse vésicale, le traitement consistera seulement à faire disparaître la cause des troubles de la circulation, ainsi qu'à enlever les lambeaux gangréneux et, éventuellement, toute la muqueuse vésicale gangréneuse avec la pince à pansements. Cette opération se fera au travers de l'urèthre que l'on aura préalablement, si c'est nécessaire, dilaté avec précaution; dans le premier cas, on aura empêché la décomposition par les moyens indiqués plus haut; dans le second cas, on placera, après enlèvement de la membrane, une sonde à demeure, pour protéger la paroi vésicale.

Il y a lieu de remarquer ce qui suit au sujet de la sonde à demeure : la plus pratique consiste en un drain mince, lissé à son extrémité au feu et pénétrant dans la vessie, en dépassant le sphincter interne.

On fixe le drain en piquant une épingle de sûreté à travers sa paroi et on fait partir de chacune des branches de cette épingle deux fils dirigés contre le mont de Vénus ainsi que contre les replis des fesses, et on fixe à cet endroit les fils avec de la colle ou bien on attache les fils aux poils.

S'agit-il d'établir un drainage permanent de la vessie, on emploie un long drain dont l'extrémité plonge dans une bouteille à urine remplie d'une solution de lysol à 1 p. 100.

Si l'on veut effectuer l'évacuation de la vessie au moment déterminé par le médecin, on obture l'extrémité libre du drain par un bouchon de bois et on la dépose sur une compresse roulée, placée entre les cuisses, afin d'éviter le tiraillement de la sonde.

L'emploi de sondes à demeure pouvant se maintenir d'elles-mêmes dans la vessie, grâce à la construction d'une des extrémités qui ne leur permet pas de glisser hors de l'urèthre, doit être proscrit pour les raisons suivantes : l'introduction d'une sonde de ce genre, volumineuse à son extrémité, est déjà en elle-même très difficile ; Fritsch lui-même reconnaît qu'il doit avoir recours à la narcose pour faire entrer l'extrémité en forme de pied de cheval, de Skene, qu'il emploie. D'autre part, la pièce volumineuse de fixation dans la vessie irrite d'une manière tout à fait extraordinaire le col vésical, ce qui, dans une cystite, produit chez les patientes une sensation des plus désagréables. En même temps l'établissement d'un corps étranger au col vésical provoque des troubles de circulation et favorise la formation de nouveaux centres d'inflammation sous le caoutchouc ; enfin il arrive que l'extrémité en forme de bouton de la sonde à demeure, se détache dans les essais d'enlèvement de la sonde.

Le traitement des cystites qui sont la conséquence de la perforation de foyers purulents voisins ou de la communication de la vessie avec l'intestin, ne peut être évidemment radical que lorsqu'on réussit à couper la communication du foyer purulent original et respectivement du foyer d'infection avec la vessie.

Les pénétrations paramétritiques dans la vessie guérissent toujours spontanément. Après que l'évacuation du pus a eu lieu, la paramétrite guérit par formation d'un tissu cicatriciel. L'ouverture de pénétration se ferme spontanément ; même lorsqu'une cystite a été causée par l'invasion du pus, celle-ci guérit rapidement une fois la paramétrite disparue ; la guérison naturelle ne nécessite éventuellement qu'une minime intervention thérapeutique.

Si une pyosalpingite a perforé la vessie et s'il existe une suppuration chronique, de sorte qu'il en résulte souvent une réinfection vésicale, il n'y a qu'une méthode radicale de guérison, qui consiste dans l'extirpation de la trompe malade. Dans la clinique de Schauta, on fit une fois l'essai de guérir une cystite de ce genre, ainsi que d'arrêter la suppuration en élargissant l'ouverture de pénétration, après avoir effectué la taille hypogastrique, vidé et tamponné la trompe, en laissant sortir la bande de gaze par la plaie de la vessie. Cette opération n'eut absolument aucun succès.

La technique des opérations des annexes par voie vaginale ayant beaucoup progressé, le procédé maintenant indiqué est, par conséquent, l'extirpation par voie vaginale de la trompe malade. L'expérience ayant

été faite que les blessures vésicales causées intention-
nellement ou non dans les opérations vaginales guérissent promptement après une suture convenable, il
n'y aurait certainement dans ce cas rien à objecter à
ce qu'on suture complètement la place de perforation
de la vessie, après avoir convenablement avivé et éventuellement extirpé les bords d'infiltration, et après
que l'extirpation de la trompe aurait eu lieu; on
place ensuite une sonde à demeure, jusqu'à guérison
complète. D'ailleurs on peut laisser un peu ouvert
le péritoine pariétal, et par l'ouverture vaginale, effectuer un drainage dans la direction de la suture, après
avoir enlevé par la même voie les annexes.

Dans le traitement de la *cystite provenant des corps
étrangers*, l'objectif le plus immédiat consiste dans
l'enlèvement des corps étrangers qui en sont la cause.
S'il ne s'est pas déjà produit des troubles accentués
dans les parois vésicales, il suffit généralement d'enlever l'objet contenu dans la vessie pour amener une
rapide guérison. Si l'épithélium a été détaché à plusieurs endroits en grands lambeaux, il est aussi nécessaire d'enlever les parties de tissus détachées, par
des lavages vésicaux. Après lavage de la vessie, on
effectue la désinfection, dans les cystites très douloureuses par l'iodoforme, dans les autres cas par des
instillations de nitrate d'argent. S'il existe des ulcérations profondes causées par la pression ou la pénétration d'un corps étranger dans la paroi, les ulcères
doivent être cautérisés après l'enlèvement de ce
corps, le mieux à l'aide du cystoscope à opérations,
en employant un caustique ou le galvano-cautère afin
d'obtenir une prompte guérison. S'il y a déjà eu
décomposition putride, comme cela arrive fréquem-

ment, on effectue le lavage de la vessie avec de la pyoctanine jusqu'à désodorisation totale.

Lorsqu'une cystite a été causée par le fait qu'une *tumeur maligne*, comme par exemple un carcinome de cervix, a pénétré dans la vessie, on est généralement en présence d'une cystite circonscrite, mais putride, occasionnant aux patientes des fortes douleurs, sans compter que l'urine en décomposition traverse la fistule carcinomateuse et irrite la peau.

Dans ces cas-là, il n'y a qu'un moyen de soulagement pour autant qu'une opération radicale n'est déjà plus possible, c'est d'ouvrir la vessie par taille hypogastrique et de laisser s'écouler l'urine d'une manière permanente à travers l'ouverture ainsi pratiquée. Il est utile aussi de cautériser énergiquement la place de pénétration avec le Paquelin, à travers la blessure vésicale et de répéter cette opération si c'est nécessaire.

L'urotropine est un adjuvant important dans les cystites graves provenant de décomposition ammoniacale de l'urine; on en donne de 1 à 2 grammes par jour, par doses de 5 centigrammes dissoutes dans de l'eau gazeuse. Quoique l'urotropine ne soit pas un remède pour la guérison de cette cystite, on arrive tout au moins par son application à diminuer temporairement la décomposition de l'urine, de sorte qu'on a entre temps la faculté d'agir par un traitement convenable sur la maladie principale, la cystite, l'action irritante de l'urine décomposée étant neutralisée.

Le *traitement de la cystite gravidique récidivante* consistera tout d'abord à évacuer l'intestin. La stagnation de matières fécales doit être empêchée; en considération de l'état de grossesse, il faut s'abstenir naturellement de laxatifs énergiques; on cherchera par conséquent à évacuer si possible l'intestin par des lavements. Si l'intestin est très paresseux, des clystères d'eau de savon ont ordinairement une action très efficace. La faradisation de tout le côlon constitue un moyen excellent pour provoquer les mouvements péristaltiques. En même temps on désinfectera la vessie par des instillations de nitrate d'argent; on obtient des succès très rapides par le traitement local, aussitôt que l'intestin a été absolument dégagé et que sa fonction est redevenue régulière au point qu'il ne se reproduise plus de stagnation nouvelle des matières fécales.

La *leucoplasie* de la vessie résiste d'une manière très tenace à un traitement; tout au moins les auteurs sont-ils unanimes à reconnaître que les lavages de la vessie n'ont que peu ou point d'effet. Le but principal à atteindre consiste à faire disparaître le besoin pénible d'uriner. On y réussit le mieux par des instillations de nitrate d'argent, en commençant par des dissolutions concentrées, ce qu'on peut faire avec d'autant plus de facilité qu'une vessie atteinte de leucoplasie est, dans la règle, très tolérante pour les interventions thérapeutiques. Les taches encore squameuses doivent être grattées à l'aide du cystoscope à opérations, ensuite corrodées ou cautérisées. A la suite d'un traitement semblable, on a tout au moins obtenu un arrêt de la maladie pendant quelques mois, quoique fréquemment la réapparition de la leucoplasie ne puisse pas être complètement évitée. Les taches non squameuses, devenues stables, résistent aussi beaucoup au grattage et à l'action des caustiques ou du thermocautère; l'on peut cependant obtenir ce qui est désirable en tout premier lieu, c'est-à-dire la cessation du besoin d'uriner et cela sans avoir besoin de recourir à des interventions de ce genre, en faisant de simples instillations de nitrate d'argent.

XX

CYSTITE DOULOUREUSE

On a employé la désignation de cystite douloureuse
pour indiquer toute une série de maladies inflammatoires de la vessie et pour exprimer par ce mot que
le symptôme principal de cette affection réside dans
une sensation permanente de douleur à la vessie,
sensation qui est l'expression de l'état d'irritation
constant et douloureux de la vessie.

La conception de l'inflammation douloureuse de la
vessie n'est point une conception pathologique, mais
clinique. Toute cystite provenant d'une infection spécifique ou qui se propage par une infection mixte
peut se développer en cystite douloureuse dans le
sens clinique de ce mot. On comprend sous ce nom,
un état de la vessie dans lequel cette dernière est
extrêmement sensible à la palpation et dans lequel
elle réagit par des contractions douloureuses contre
l'introduction de quantités quelconques de liquide.
L'urine provenant des urétères et se rassemblant dans
la vessie, aussi bien que le liquide introduit depuis
l'extérieur, causent les contractions les plus douloureuses et chaque accès dure très longtemps. Mais à
peine la vessie est-elle calmée qu'elle est à nouveau
irritée par l'urine survenant et cela continue ainsi de
suite.

La surface vésicale intérieure est, comme on peut le voir au moyen de l'endoscope (la cystoscopie étant rarement exécutable), colorée en rouge foncé, enflée, complètement mate attendu qu'elle est privée de son épithélium, des flocons purulents sont suspendus de tous côtés dans la cavité vésicale, la présence de nombreuses suffusions et éventuellement des ulcères complète le tableau. A la palpation, on constate que la paroi vésicale est d'épaisseur inégale et sensible. L'urine subit ordinairement la décomposition ammoniacale. Les cystites gonorrhéiques qui sont compliquées de cette décomposition le doivent probablement à des infections secondaires, principalement dues au bactérium coli commune.

Le traitement ordinaire est généralement impuissant contre les cystites de ce genre. On emploie cependant de nombreux procédés. On se contente, pour faire reposer les parois vésicales sensibles, d'introduire une sonde à demeure, mais dont l'extrémité ne doit dépasser qu'un peu l'orifice interne afin qu'elle n'irrite pas la vessie inutilement ; on fait plonger l'extrémité extérieure de la sonde dans un urinal rempli d'un liquide désinfectant. Ce procédé procure aux patientes un peu plus de repos et de sommeil, mais il n'amènera pas la vessie à un état d'amélioration tel qu'on puisse procéder à un traitement subséquent par des instillations de nitrate d'argent ou d'iodoforme.

La seconde méthode de traitement est le drainage permanent et consiste à établir une fistule vésicale artificielle pour arrêter l'activité des parois vésicales ; on fait, soit une fistule vésico-vaginale, soit une fistule abdomino-vésicale ; enfin on combine les deux procédés ; quelques urologues emploient encore un arrosage permanent au moyen d'une douche fixée à une certaine hauteur. Mais on n'obtient, par l'établissement de la fistule vésicale artificielle, souvent pas autre chose qu'une amélioration dans l'état des patientes, pendant la durée de la fistule, mais aussitôt qu'on laisse cette dernière se cicatriser ou que l'on ferme par suture, l'ancienne maladie réapparaît au bout de peu de temps. Beaucoup d'auteurs font le curettage de toute la muqueuse vésicale, soit par l'urèthre dilaté, soit par une fistule vésico-vaginale, mais on n'a pas encore pu constater de succès particuliers résultant de cette intervention.

Le drainage permanent de la vessie n'aura un succès durable et régulier, dans les cystites douloureuses de ce genre, que lorsque, après ouverture de la vessie on tamponne légèrement celle-ci avec de la gaze iodoformée, de manière que l'urine soit conduite au dehors par les tampons, mais que les parois vésicales vives et enflammées ne puissent pas entrer en contact entre elles. On peut, pour rendre le drainage complet, pousser un drain dans la vessie entre les bandes de gaze iodoformées, ou bien, à l'exemple de von Frisch, pousser jusqu'au trigone une mèche iodoformée recouverte d'une étoffe imperméable qu'on dirige au dehors par le vagin. Cette tamponnade est renouvelée toutes les vingt-quatre heures et on facilite sa tâche en fixant, immédiatement après l'établissement de la fistule vésico-vaginale, chacun des bords de l'ouverture vésicale par deux sutures, de sorte qu'en tirant sur ces rênes on peut maintenir la fistule béante. Cette tamponnade d'iodoforme et ce drainage sont poursuivis jusqu'au moment où les parois vésicales ne sont plus sensibles à la pression et que la décomposition ammoniacale de l'urine a disparu complètement.

L'urotropine constitue un remède excellent dans cette méthode de traitement. On la donne en doses de 5 décigrammes dissous dans de l'eau gazeuse, trois fois par jour.

L'urotropine fait disparaître rapidement la décomposition de l'urine.

Une fois les parois vésicales désenflées et devenues moins sensibles, on enlève la tamponnade, on place une sonde à demeure et on laisse guérir la fistule vésicale spontanément par granulation ; on peut faciliter la guérison par l'action des caustiques ; ou bien on avive les bords fistulaires et on les suture. Le traitement subséquent qui peut éventuellement être encore nécessaire, consiste dans l'application d'instillations de nitrate d'argent.

On combattra avec succès la douleur, si elle venait à renaître, par l'introduction d'émulsion d'iodoforme.

Quelques urologues ont conseillé, dans le but d'arrêter les fonctions de la vessie, de cathétériser les urétères et de laisser les sondes en place. Cette méthode est difficilement exécutable et n'est certainement pas sans danger, dans ces cystites douloureuses. On peut par cela porter directement l'infection dans les urétères et dans les reins, ou rendre l'appareil de fermeture des urétères impuissant à fonctionner et arrêter l'humectation régulière des urétères par l'écoulement de l'urine

XXI

HYPERIRRITABILITÉ DE LA VESSIE
(Irritable Bladder).

On comprend sous le nom d'« *irritable bladder* »
une vessie, qui, sans qu'on puisse établir l'existence
de modifications anatomiques, présente tous les symptômes d'une sensibilité augmentée par suite d'une
faculté de réaction exagérée contre les influences
extérieures. Les malades sentent par conséquent
toujours l'existence de leur vessie, elles ont un besoin
d'uriner très fréquent, allant jusqu'à provoquer un
sentiment douloureux ; de vives contractions se produisent à la suite de faibles influences extérieures,
comme des changements de température, etc. On a
fait un abus de la désignation « irritable bladder », en
comprenant sous ce terme une série d'états dans lesquels il a été établi, par un examen plus approfondi,
qu'il s'agissait d'altérations anatomiques réelles de la
paroi vésicale.

O. Zuckerkand a déjà signalé le fait qu'une partie
des cas désignés comme « irritables bladders » prove-
nait de troubles de circulation dans la paroi vésicale,
ce que trahissait l'injection vasculaire extraordinairement forte du trigone et du fond de la vessie. Très
souvent aussi on a désigné sous ce nom des cas dans
lesquels l'examen plus exact, au moyen du cystos-

cope, a démontré qu'il s'agissait de fissures du col vésical.

De même la décomposition de l'urine peut avoir une influence importante sur la sensibilité de la vessie ; une urine très acide et surtout celle dans laquelle il y a une forte proportion d'acide urique, peut augmenter dans une très forte mesure l'irritabilité de la vessie. La preuve en est dans le fait que lorsque l'hyperacidité de l'urine ou de la sécrétion de l'acide urique a cessé, toute l'irritabilité secondaire de la vessie disparaît. Enfin les congestions de la vessie, conséquences de la gravidité et de la formation de myomes, états dans lesquels il y a toujours une importante néoplasie vasculaire dans la vessie, peuvent faire naître les symptômes d'une « irritable bladder ».

On doit par conséquent restreindre la conception « d'irritable bladder » aux cas dans lesquels il existe un état d'irritation permanent et une sensibilité augmentée de la vessie, sans qu'on puisse constater aucune modification anatomique à la vessie même ou sans que la composition de l'urine puisse être invoquée comme en étant la cause.

Il peut se présenter de même dans une maladie du canal uréthral des symptômes considérés comme découlant d'une « irritable bladder » et il faut par conséquent aussi prendre ces facteurs en considération dans l'établissement du diagnostic. Il est de fait aussi qu'il y a des cas dans lesquels il existe une sensibilité anormale de la vessie sans qu'on puisse parvenir à découvrir aucun motif probant expliquant cet état. Parfois cette maladie de la vessie est accompagnée d'un état de neurasthénie générale et varie en intensité avec le degré de la maladie nerveuse générale existante. Les antinervins, ainsi que le traitement général des cas de ce genre, exercent, le cas échéant, une influence favorable sur la vessie irritable. Dans des cas excessifs d' « irritable bladder », surtout quand le repos nocturne est dérangé par des évacuations fréquentes d'urine, ainsi que par le sentiment permanent d'oppression dans la région vésicale, des dérivatifs sur la peau sont d'une grande utilité ; des cataplasmes très chauds ou des vésicatoires appliqués sur la paroi abdominale, dans la région de la vessie amènent souvent un soulagement de longue durée.

XXII

CORPS ÉTRANGERS DANS LA VESSIE

Les corps étrangers arrivent dans la vessie soit par suite de l'onanisme, soit que des instruments employés par des personnes souffrant de dysuries, pour la dilatation des rétrécissements, leur échappent en tout ou partie et restent dans la vessie. Cette dernière éventualité est, chez les femmes, la plus rare. C'est ainsi que des morceaux de sondes, des boîtes à aiguilles, des épingles à cheveux arrivent dans la vessie. Enfin des corps étrangers peuvent entrer dans la vessie lors de la perforation des kystes dermoïdes ou par la pénétration à travers des blessures.

Si la vessie était saine et s'il n'y a pas été établi d'infection par l'introduction des objets en question, ceux-ci sont supportés souvent très longtemps sans troubles spéciaux. Des symptômes de dérangement ne surgissent que lorsque l'introduction des corps a eu lieu dans une vessie déjà malade, ou bien lorsque des corps étrangers blessent la paroi vésicale, soit au moment de leur entrée, soit ensuite, par leurs mouvements à l'intérieur de la vessie. Mais constamment, au bout de quelque temps, les corps étrangers s'incrustent et ce sont les rugosités des incrustations qui amènent des lésions secondaires de la muqueuse vésicale.

Ce sont des épingles à cheveux ou des parties de

celles-ci qu'on trouve le plus fréquemment dans la vessie de la femme.

Le diagnostic d'un corps étranger s'établit aussi bien par la sonde que par la palpation manuelle ; c'est au moyen du cystoscope que l'on se renseigne le plus facilement, si la vessie le permet, sur la position et la situation du corps étranger.

C'est un fait connu que les corps étrangers ont toujours tendance à se placer transversalement dans la vessie, ce qui correspond à sa forme à l'état vide. Les corps étrangers peuvent, s'ils sont pointus, s'enfoncer dans la paroi ou perforer celle-ci ; la perforation de la vessie peut aussi du reste arriver plus tard par la nécrose due à la compression et à l'exulcération. La première de ces affections est surtout très fréquente et surgit très rapidement, lorsque le corps étranger est assez grand pour être un obstacle à l'accouchement.

L'extraction des corps étrangers devra être effectuée d'une manière très différente suivant les circonstances. En tout cas on peut distinguer certains modes d'extraction. Les corps mous se laissent extraire sans autre, à l'aide du cystocope à opérations. On détermine l'emplacement de l'objet en question, on le saisit avec la pince du cystocope et l'on s'efforce, par des mouvements convenables, de le placer parallèlement à l'axe de l'urèthre. Est-il assez mince pour être tiré à travers le canal du cystoscope à opérations, on le sort ainsi ; sinon, on attire une des extrémités le plus près possible du canal du cystoscope, on éteint la lampe et l'on extrait d'un seul temps cystoscope, pince et corps étranger.

On peut procéder de même pour les épingles, en

tirant, cela va sans dire, toujours la pointe de l'épingle dans le canal du cystoscope, afin d'éviter des lésions de l'urèthre lors de l'extraction.

On extrait les épingles à cheveux en s'assurant si possible tout d'abord, avec le cystoscope, de leur situation exacte, ensuite on introduit un endoscope rectiligne et on place l'extrémité arquée de l'épingle à cheveux vis-à-vis de l'endoscope. Puis on saisit cette extrémité avec une pince uréthrale mince, on la tire dans le tube de l'endoscope et on enlève le tout. Ceci a pour but d'éviter que les extrémités pointues, tendant à s'écarter, de l'épingle à cheveux se piquent dans l'urèthre, lors de l'extraction. Lorsque des épingles à cheveux ou d'autres objets pointus du même genre sont piqués dans la paroi vésicale, on les sort tout d'abord de la paroi vésicale à l'aide du cystoscope à opérations et on les dépose dans la cavité vésicale ; ensuite, on introduit l'endoscope et on les enlève de la manière décrite plus haut. Si les corps étrangers sont piqués par les deux extrémités ou s'ils ne peuvent être dégagés pour un motif quelconque, il ne reste rien d'autre à faire que de recourir à la taille hypogastrique ou à la colpocystotomie et de faire sortir les corps étrangers de cette manière.

Les ligatures et les sutures traversant la paroi vésicale, méritent une mention spéciale.

XXIII

PÉNÉTRATION DE LIGATURES DANS LA VESSIE

On observe assez souvent une pénétration de bouts de fils de sutures ou de ligatures dans la vessie de la femme, le nombre des interventions chirurgicales ayant considérablement augmenté dans ces dernières années et la cystoscopie étant maintenant assez généralement employée dans l'examen de la vessie.

Les bouts de fils proviennent soit de moignons, après des extirpations des annexes par voie abdominale ou après des ovariotomies ou de myomotomies, soit aussi des sutures de fermeture après les fixations vaginales ou cœliotomies vaginales.

L'immigration dans la vessie a lieu très lentement, et sans que des symptômes violents apparaissent, ou bien aussi il y a une suppuration rapide de la paroi vésicale, le moignon en question se soudant à la paroi, et celle-ci étant rapidement perforée par un abcès de ligature.

Les symptômes produits par l'immigration ou par la pénétration des ligatures dans la cavité vésicale ont un caractère variable dépendant des processus de la pénétration. A la formation d'abcès de ligatures des frissons apparaissent, et jusqu'à l'ouverture de l'abcès la vessie est le siège de douleurs très violentes. Dans les formes bénignes les malades n'ont qu'un sentiment vague de douleur dans la région vésicale, sans être affectées de symptômes violents.

Une fois que la ligature a pénétré dans la vessie, les patientes souffrent principalement d'un besoin fréquent d'uriner. L'urine est plus ou moins troublée par des flocons. Les malades sont de plus tourmentées par des contractions vésicales douloureuses se suivant rapidement et surgissant après chaque miction.

L'image vue au cystoscope montre la muqueuse vésicale fortement colorée en rouge à la place de pénétration ; elle présente des renflements œdémateux aux alentours; entre les lambeaux d'épithélium détachés, on voit distinctement, encore fixés dans la paroi vésicale, les bouts des nœuds. Il y a lieu de remarquer que les nœuds traversent toujours les premiers la paroi vésicale. Parfois celle-ci paraît percée à divers endroits, plusieurs ligatures l'ayant perforée à peu près en même temps, ou bien ce sont des vestiges des ligatures isolées, complètement tombées dans la vessie et évacuées avec le jet d'urine, de sorte que maintenant les places de perforation sont restées visibles ; en outre des ligatures isolées peuvent encore être restées suspendues à la paroi vésicale. Il y a lieu en tous temps d'inspecter exactement avec le cystoscope n° 2 les endroits où l'on soupçonne qu'il y a pénétration de ligatures, parce qu'avec un champ visuel plus restreint, on peut reconnaître plus exactement les détails.

Il est curieux de constater le temps prolongé que mettent, dans les cas plus lents, les sutures, pour traverser complètement la paroi vésicale et redevenir libres. Souvent la pénétration complète des fils dure

plusieurs semaines à partir du moment où leur extrémité est apparue dans la paroi vésicale.

Des ligatures de cette espèce persistent longtemps
dans la paroi vésicale, et s'y incrustent très souvent.
Il peut même se former autour d'elles des calculs
relativement grands, ce qui peut conduire à la nécrose
de la paroi.

Lorsqu'on regarde au cystoscope des cas de ce genre,
on constate que les calculs sont suspendus à la paroi
vésicale, les fils étant, cela va sans dire, dissimulés
sous la concrétion. Lorsque plus tard ces fils sont
détachés de la paroi, ce qui est provoqué par le poids
des pierres qui y sont attachées, ils peuvent se rassembler au fond de la vessie, et favoriser la formation de
gros concréments libres.

En ce qui concerne maintenant le traitement, ce
qui est le plus nécessaire c'est, aussitôt que l'on a
découvert un fil siégeant dans la paroi de la vessie,
de le couper et de l'enlever avec son nœud à l'aide
du cystoscope à opérations. L'arrachement du fil au
moyen d'un petit lithotripteur est un procédé grossier,
dans l'emploi duquel on court toujours le danger de
causer une lésion plus ou moins grave à la paroi vésicale.

Si des concrétions se sont formées autour des sutures
encore adhérentes à la paroi vésicale, on réussit généralement très bien à les morceler, lorsqu'ils sont
encore frais et tendres, à l'aide de la pince du cystoscope à opérations. Une fois qu'on a mis les fils à jour,
on les enlève de la manière décrite plus haut et on
pompe le contenu de la vessie pour expulser par le
lavage les morceaux des concrétions.

Dans des cas très rares seulement, il y a une infection étendue sur toute la surface de la vessie, à partir du point de pénétration des fils de la ligature, en admettant que la vessie était saine auparavant. Une fois les corps étrangers enlevés, les ouvertures de perforation guérissent généralement très vite. S'il devait rester au point de pénétration un ulcère chronique, on le curette et on le cautérise. On fera bien, en tout cas, pour éviter la fréquence de la pénétration des ligatures, d'employer si possible de la soie fine pour les sutures de fermeture qui doivent être faites dans le voisinage de la vessie.

Lorsqu'il y a des troubles vésicaux après une opération gynécologique, il faut examiner soigneusement la vessie à l'aide du cystoscope, pour découvrir le plus rapidement possible l'existence d'un fil sur le point de pénétrer et pour l'enlever. On doit admettre comme règle que lorsqu'une ligature d'un moignon a pénétré dans la vessie, les autres suivent au bout d'un temps plus ou moins long.

XXIV

CALCULS VÉSICAUX

Les calculs vésicaux chez les personnes du sexe féminin ne sont point une constatation particulièrement fréquente. Leur existence est due à des calculs descendus des reins autour desquels d'autres concrétions se groupent lorsqu'ils séjournent longtemps dans la vessie. Ils peuvent aussi provenir de dépôts autochtones à l'intérieur de la vessie, des particules de tumeurs vésicales ou de caillots adhérents à la paroi vésicale. Les causes les plus fréquentes de la formation des calculs chez les femmes sont dues aux corps étrangers arrivés dans la vessie et provenant de kystes dermoïdes ou qui ont été introduits dans la vessie la plupart du temps dans un but d'onanisme. De même, des fils de ligatures ou de sutures peuvent être l'origine de formations de calculs.

Les individus souffrant de calculs rénaux ne sont pas affectés aussi fréquemment de calculs vésicaux secondaires que pourrait le faire croire la production répétée de calculs rénaux et leur descente dans la vessie. Il est compréhensible, vu la grande extensibilité de l'urèthre féminin, que des calculs rénaux, même passablement volumineux, soient évacués avec le jet d'urine à travers le canal; on comprend aussi que, même lorsque des concrétions de ce genre ont séjourné dans la vessie et s'y sont agrandies, ces calculs vésicaux soient néanmoins expulsés spontanément à travers l'urèthre, à la première occasion favorable.

Un calcul de ce genre s'établit définitivement dans la vessie, lorsqu'il se trouve pris dans des trabécules de la paroi vésicale, ou arrive directement dans un diverticule vésical, ou lorsqu'il glisse dans une échancrure correspondant à une cystocèle, ou lorsque l'urèthre est rétréci. Il est évident alors que l'évacuation spontanée du calcul est rendue plus difficile ou est complètement empêchée et que la possibilité d'un agrandissement des dépôts provenant de l'urine existe. L'augmentation de volume des calculs de ce genre est encore favorisée par le fait que des restes d'urine stationnent régulièrement dans les diverticules et les cystocèles et que des dépôts en sont d'autant plus facilités. Ces pierres peuvent avec le temps atteindre une grosseur telle, qu'elles finissent par remplir complètement le diverticule ou la cystocèle en question.

Du reste, la fréquence de la formation de concrétions autour de calculs rénaux, autour de coagulations ou de particules de tumeur ou éventuellement encore autour de fils de ligatures n'atteint pas de beaucoup la fréquence des cas où la formation de ces pierres a lieu autour de corps étrangers introduits depuis l'extérieur. Dans ce cas ce sont des objets de nature variée qu'on trouve comme noyaux de concrétions. Le plus souvent ce sont des aiguilles à cheveux. Celles-ci sont complètement incrustées ou bien leurs extrémités pointues se sont plantées dans la paroi vésicale, tandis que l'extrémité arquée apparaît complètement enveloppée de phosphates. Ces calculs ont naturellement une forme correspondant à celle des corps étrangers qui constituent leur noyau.

Une forme plus rare est celle des calculs formés autour des particules du contenu d'un kyste dermoïde ayant pénétré dans la vessie. D'autres calculs ont été constatés assez souvent ces dernières années, en raison de l'augmentation du nombre des opérations. Ils se forment autour de fils de soie et donnent lieu à toutes sortes de variétés. Ou bien une suture avait déjà d'avance été faite à travers la paroi vésicale; l'anse de la suture pend librement dans la cavité vésicale et donne lieu à une incrustation, ou encore ce sont des ligatures d'un moignon qui s'est soudé à la vessie et qui y ont pénétré; dans ce cas les fils sont encore partiellement fixés à la paroi vésicale et des phosphates se déposent contre la partie proéminente dans la cavité. Il va sans dire que ces calculs restent suspendus aussi longtemps que le fil de la ligature reste adhérent à la paroi vésicale. Les calculs sont dans la règle des phosphates ou des urates, parfois formés par couches alternées des deux; tous les autres calculs sont beaucoup plus rares.

En règle générale, les symptômes des calculs vésicaux ne sont pas particulièrement apparents tant que ces calculs n'ont pas atteint une grosseur anormale ni provoqué une cystite secondaire. Ce n'est ordinairement que par hasard que l'on découvre les calculs vésicaux, d'autant plus que les oxalates sont extraordinairement rares et que, par conséquent, les altérations directes de la surface vésicale par la surface rugueuse d'une pierre de ce genre sont des événements très rares. Des symptômes importants apparaissent ordinairement seulement au moment où les pierres

sont devenues si grosses qu'elles remplissent presque
toute la cavité vésicale ou lorsqu'il se produit secondairement une cystite, de sorte que la paroi vésicale
réagit très énergiquement contre le traumatisme du
corps étranger. La malade ressent alors des douleurs permanentes, augmentant souvent jusqu'au
paroxysme, ainsi que le sentiment très distinct de
la présence d'un corps étranger dans la vessie. Des
symptômes particuliers surgissent lorsqu'une partie
de la paroi vésicale est nécrosée sous la pression
du corps étranger. Cela arrive surtout lorsqu'un
calcul vésical, lors d'un accouchement, presse sous
la poussée de la tête, les parois vaginales et vésicales. On signale des cas dans lesquels de gros calculs vésicaux jusqu'alors supportés sans aucun
symptôme, ont été un obstacle important à l'accouchement, de sorte que celui-ci dut être achevé opé-
rativement ou que l'on fut obligé d'écarter le calcul
constituant l'obstacle, en le poussant vers le haut ou
en l'enlevant par taille vaginale. La symptomatologie
des calculs se formant autour de ligatures péné-
trantes coïncide avec les symptômes que fait naître
l'immigration de ligatures dans la vessie.

Le diagnostic des calculs vésicaux s'établit aussi
bien par la sonde vésicale, laquelle une fois introduite
dans l'intérieur de la vessie permet de reconnaître
très distinctement la présence du corps étranger dur,
que par la palpation par le vagin. Il est très important, dans les calculs vésicaux, de se rendre compte
très exactement au moyen du cystoscope, de la grandeur et de la situation du calcul. Ceux qui ont leur
siège dans les diverticules peuvent très souvent être
palpés par le vagin, mais il n'est cependant pas pos-

sible de constater leur présence à l'aide de la sonde ou du cystoscope, lorsque l'entrée du diverticule en question est très étroite. Dans un cas semblable, il faut s'efforcer de pousser le calcul du diverticule au dehors, afin de pouvoir le diagnostiquer à l'aide de la sonde par le sens du toucher, ou avec le cystoscope par celui de la vue.

Le traitement des calculs vésicaux dépend des circonstances spéciales de chaque cas particulier. Les personnes souffrant d'expulsions fréquentes de calculs rénaux doivent être tenues en observation d'une manière permanente ; leur vessie sera régulièrement examinée et vidée à la pompe, afin que les concrétions rénales qui y sont éventuellement déposées, puissent en être extraites sans aucun retard. Il va sans dire que le traitement général de la maladie ne doit pas être négligé. L'enlèvement des calculs vésicaux, que l'on effectue en dilatant le canal uréthral jusqu'à ce que l'on puisse extraire à travers ce dernier des calculs volumineux, donne certainement lieu à des appréhensions parce que les dangers de la dilatation forcée du canal uréthral, l'incontinence subséquente, sont fréquemment plus grands qu'on ne se l'imagine. Il ne reste par conséquent, dans des cas semblables que le choix entre la lithotripsie et l'ouverture de la vessie. On doit poser en principe que la lithotripsie doit toujours être préférée lorsqu'elle est encore possible.

Les conditions préalables à la lithotripsie sont que l'urèthre soit franchissable pour l'instrument, que la vessie puisse être distendue à quelque degré que ce soit par les injections d'eau, de sorte que l'on puisse mouvoir librement le bec du lithotripteur, et qu'enfin les calculs ne dépassent pas une certaine grosseur, c'est-à-dire qu'il existe toujours entre la concrétion et la paroi, un certain espace pour la manipulation de l'instrument. La dureté des calculs ne joue plus aucun rôle aujourd'hui, grâce au perfectionnement des instruments.

Une difficulté qu'on a considérée jusqu'à présent comme un obstacle absolu à la lithotripsie, à savoir l'établissement des calculs dans un diverticule, a déjà fréquemment été tournée avec succès en faisant passer le calcul en question par des palpations bimanuelles du diverticule dans la cavité vésicale, ce qui le rend accessible sans autre au lithotripteur.

S'il s'agit de concrétions qui se sont formées autour de ligatures, ayant immigré dans la cavité, ou étant dans la période de pénétration, on écrasera tout d'abord les concrétions à l'aide de la pince du cystoscope à opérations, et on les détachera des ligatures, ce qui réussit généralement sans peine, les phosphates composant ces calculs étant très tendres. L'enlèvement des fils mis à découvert a lieu de la manière indiquée au chapitre qui traite ce sujet.

Lorsqu'il s'agit de calculs qui se sont formés autour d'un corps étranger, planté en partie dans la paroi, on ne procède pas par la lithotripsie, car on court le danger de blesser sérieusement la paroi vésicale avec les extrémités du corps étranger, par suite des mouvements brusques qu'on est appelé à faire dans cette opération.

La lithotripsie sera de même impossible lorsque la paroi aura subi des modifications inflammatoires telles, qu'elle réagira d'une manière très douloureuse contre un effet de distension par injection d'eau. Le danger réside alors dans le fait que, bien qu'on parvienne à vaincre la résistance de la vessie dans la narcose, et qu'on puisse la distendre par l'eau, l'on risque que même dans la narcose la plus profonde, la paroi vésicale soit poussée par la distension à se contracter outre mesure, à cause de son contenu, et ne finisse par se déchirer. Ce danger est très grand surtout lorsque l'on provoque dans la vessie des mouvements violents, mouvements dus à la pompe d'évacuation du liquide.

S'il se produit une déchirure de la vessie, on fait une ouverture intra ou propéritonéale suivant l'endroit où la déchirure a eu lieu, et l'on draine. On reconnaît une rupture de la vessie, en ce que l'eau pompée, qui ne revient qu'en petite quantité est teintée de sang et qu'il s'établit aux alentours de la vessie une matité que l'on peut augmenter par une injection d'eau ; en outre le bruit que l'on entend par l'afflux et le reflux de l'eau pendant l'action de la pompe s'arrète à chaque essai.

Lorsque la lithotripsie n'est pas possible, il faut recourir à l'ouverture chirurgicale de la vessie. Trois moyens sont à notre disposition : la taille hypogastrique, la section vestibulaire, et la colpocystotomie.

La section vestibulaire est une méthode passablement délaissée, parce que les difficultés techniques, conséquences d'une hémostase pénible, sont considérables ; la facilité d'accès obtenue est minime, et il n'y a en définitive aucun motif spécial pour préférer ce mode d'intervention. L'application de la colpocystotomie a aussi des limites bien définies. L'ouverture faite lors de cette opération n'étant pas très grande, on ne peut pas enlever les calculs très volumineux,

du moins sans les écraser. Toutefois, la colpocystotomie a pour elle le traitement subséquent le plus
simple. S'il s'agit d'une vessie saine en dehors de
cette affection, on peut sans autre fermer complètement la vessie, et on obtiendra une guérison rapide.
Et même en ne suturant pas, la fistule guérit ordinairement spontanément, et très vite. La méthode la
plus employée, la meilleure et la préférée, est certainement la taille hypogastrique.

XXV

LITHOLAPAXIE

Pour exécuter la litholapaxie on emploie des lithotripteurs dont la mâchoire et les arêtes des parties mâle et femelle du bec sont soigneusement arrondies afin d'éviter de pincer la muqueuse. Il n'est pas nécessaire d'employer pour la vessie de la femme des lithotripteurs construits exprès plus courts et plus épais, attendu que ceux établis pour la vessie de l'homme suffisent toujours.

L'exécution de l'opération même a lieu, cela va sans dire, en observant toutes les mesures d'asepsie convenables. Il est utile de désinfecter la vessie et le canal uréthral par des lavages et des instillations de nitrate d'argent, avant d'exécuter l'opération.

Si l'urèthre n'est pas assez large pour laisser passer le lithotripteur, on le dilate en introduisant des tiges uréthrales de Dittel, et on y laisse éventuellement séjourner, pendant vingt-quatre heures avant l'opération, une forte sonde de Nélaton afin d'assouplir l'urèthre.

Dans la plupart des cas on ne pourra pas s'abstenir de recourir à la narcose pour l'exécution de la litholapaxie. La narcose doit être extrèmement profonde. Chez les personnes très sensibles, on produit une narcose par l'usage combiné de morphine et de chloroforme. La narcose profonde étant établie, on introduit le lithotripteur. Il est parfois nécessaire, lorsqu'on est en présence de canaux uréthraux un peu larges, de serrer le canal sur le lithotripteur par la pression des doigts, une fois qu'on l'a introduit, afin que l'eau de remplissage ne s'écoule pas à côté de l'instrument.

Il est indispensable de pincer l'orifice aussi près que cela paraît nécessaire contre le corps du lithotripteur et cela au moyen d'une serre fine. Après avoir ouvert le bec du lithotripteur, on saisit le calcul.

Si le calcul repose au fond de la vessie ou plutôt vers le sommet, on incline le bec du lithotripteur fortement en bas, de sorte que le calcul, de par son poids, tombe dans le bec de l'appareil. Si, par contre, le calcul est situé au trigone, on dirige le bec du lithotripteur vers le bas et on lève passablement la poignée, afin de pouvoir saisir le calcul. D'ailleurs on peut très souvent, de l'extérieur, pousser le calcul directement dans le bec en faisant les manipulations nécessaires depuis le vagin ou depuis la paroi abdominale, grâce à l'accès facile de la vessie de la femme.

Une fois que le calcul a été saisi, on procède à sa trituration en tournant la vis de serrage. Ensuite on ouvre et on essaie de nouveau de saisir des fragments de calculs. On poursuit cette trituration aussi longtemps qu'on peut saisir de gros fragments entre les branches de l'instrument. Lorsqu'on ne découvre plus facilement de gros fragments, on enlève le lithotripteur, on introduit une sonde dite à évacuation, épaisse, courte, pourvue d'une grande ouverture et on l'adapte à la pompe.

La pompe employée est l'évacuateur de Weiss ou celui d'Ultzmann. Les ballons des évacuateurs doivent être très élastiques, mais il ne faut pas que leur paroi soit trop épaisse, afin que les parois vésicales ne viennent pas frapper la sonde, ou soient attirées dans son œil et endommagées à la suite d'une traction trop énergique. Si, au moment où l'on enlève le lithotripteur, l'eau de remplissage s'est écoulée, il faut remplir de nouveau moyennement la vessie avant de pomper. On fait alors jouer la pompe par compression du ballon de caoutchouc et en le laissant se gonfler alternativement jusqu'au moment où il ne vient plus se rassembler aucun fragment de calcul dans le réceptacle de l'appareil.

Si, en auscultant la vessie, on entend encore des fragments de calculs frapper contre la sonde, sans que des morceaux continuent à sortir, c'est la preuve que de grands fragments sont encore restés dans la vessie. On enlève l'évacuateur, on remplit de nouveau la vessie et on réintroduit le lithotripteur qui, maintenant, peut facilement saisir les fragments pierreux restants, les petits ayant déjà été éliminés.

On recommence alors la lithotripsie et on pompe de nouveau, jusqu'à ce qu'on ne puisse plus percevoir le choc de fragments contre la sonde et que l'on n'entende plus que le bruit de l'eau entrant et sortant. Là-dessus on enlève les instruments et on explore au cystoscope afin de découvrir les morceaux de calculs qui peuvent encore y être restés et qui reposent dans le fond de la vessie, où sont peut-être plantés dans la paroi. Ces derniers sont enlevés à l'aide du cystoscope à opérations.

Lorsqu'on opère sur une vessie qui n'était pas en

état d'inflammation et si, pendant l'opération, on n'a causé aucune hémorragie notable, un traitement subséquent n'est pas nécessaire. Mais si la vessie était en état d'inflammation et, si l'on n'a pas pu éviter une atteinte à la muqueuse pendant l'opération, il faut observer après l'opération quelques mesures de précaution. Après l'évacuation de la vessie on injectera avec avantage dans celle-ci 30 centimètres cubes d'une émulsion d'iodoforme à 10 p. 100. Si la miction était déjà très altérée auparavant, si l'on craint que la vessie ne soit plus bien capable de fonctionner après l'opération, on y place pendant quelques jours une sonde à demeure.

Les hémorragies violentes de la vessie ne se produisent ordinairement que lorsque la vessie a des varicosités. S'il y a une très forte hémorragie, une fois que la litholapaxie est terminée, on introduit de suite une sonde Nélaton très forte, on lave la vessie et on laisse la sonde en place. Son extrémité libre plonge dans un urinal contenant un liquide antiseptique. La sonde doit être fréquemment et soigneusement rincée, afin que les caillots qui peuvent la boucher soient enlevés. Celle-ci reste en place jusqu'au moment où l'hémorragie a complètement cessé et jusqu'à ce que toute coloration rose du liquide sortant, si faible soit elle, ait complètement disparu.

Il peut arriver parfois que, lorsqu'on a opéré avec un instrument trop faible, comparativement à la grosseur des calculs, que le bec de l'instrument, (le plus souvent c'est la partie mâle de la mâchoire) se brise dans la vessie. Il faut alors retirer le corps du lithotripteur et l'on a différents moyens pour enlever le morceau de l'instrument resté dans la vessie. On essaiera tout d'abord de l'expulser par la pompe, en employant une sonde, la plus forte possible. Si l'on ne réussit pas, on fait des essais d'extraction à l'aide du cystoscope à opérations. Si cette manipulation devait aussi rester sans effet, il ne reste pas autre chose à faire que de recourir à l'ouverture de la vessie.

XXVI

NÉOPLASMES DE LA VESSIE

Les néoplasies de la vessie surgissent soit des couches supérieures, soit aussi de ses parties profondes. Suivant leur origine, elles ont un caractère épithélial, ou bien elles proviennent d'autres types de tissus. C'est ainsi que les tumeurs se formant dans la muqueuse sont des papillomes, des épithéliomes, et des carcinomes, celles provenant des couches musculaires des fibromes et des myofibromes. On peut dire, en général, que les formations de tumeurs les plus fréquentes sont, soit des papillomes, soit des carcinomes. Chez les enfants surgissent des myxomes. Les sarcomes, fibromes, angiomes, adénomes, sont très rares; les dermoïdes, les tumeurs hydatiques et les chondromes, sont rares.

Saenger a établi une classification rationnelle très utile dans la pratique. Il désigne les néoplasies survenant le plus fréquemment aux parois vésicales sous le nom de papillomes, et il distingue en premier lieu le papillome bénin, dit à long pédicule, analogue aux polypes adénoïdes de la muqueuse utérine; deuxièmement, le papillome malin, à pédicule court, à base large, correspondant à l'excroissance en choufleur de la portio; troisièmement, le carcinome diffus infiltrant.

Les manifestations provoquées par une tumeur de la vessie varient naturellement beaucoup suivant le siège, la grandeur et le caractère de la néoplasie en question. En outre, il faut aussi prendre en considération que la tolérance de la vessie de la femme est très considérable, et que sa faculté d'adaptation est si grande, que les néoplasies, même très volumineuses, ne font naître que des symptômes très minimes, aussi longtemps qu'elles n'ont pas été modifiées secondairement. Il y a lieu de remarquer à ce propos, que contrairement à ce qui se passe chez le sexe masculin, les hémorragies de la vessie de la femme, même lorsqu'elles se produisent d'une manière spontanée, ne prouvent absolument pas en faveur de l'existence d'une tumeur vésicale, car des hémorragies spontanées considérables sont, comme nous l'avons déjà dit d'autre part, dans les processus inflammatoires, dans l'athéromatose et la phlébectasie, chose fréquente chez la femme.

Les papillomes pédiculés, situés immédiatement dans le voisinage de l'orifice interne, ont des symptômes très caractéristiques. Les papillomes étant entraînés par le jet de l'urine dans le canal, peuvent y rester incarcérés une fois la miction effectuée, de sorte qu'un besoin d'uriner permanent et tourmentant subsiste après évacuation complète de la vessie; en outre, les mouvements de pression et d'étranglement qui sont exécutés par l'irritation peuvent occasionner des hémorragies de ces papillomes. Souvent même ceux-ci sont arrachés à cette occasion.

Le besoin pénible d'uriner subsiste jusqu'au moment où l'urine coulant des urétères a de nouveau rempli la vessie et l'a distendue, dégageant les papillomes situés sur les bords de l'orifice interne.

Ces papillomes ont habituellement un pédicule très mince, et ont l'épaisseur et la forme d'une feuille, de sorte que, vus au cystoscope, ils ont l'apparence de plantes aquatiques flottantes. Ce qui est caractéristique, c'est qu'on voit très distinctement dans l'image cystoscopique le petit vaisseau s'étendant dans chaque feuille du papillome. Il est par conséquent important de bien observer, parce que le médecin pourrait être amené à prendre pour des papillomes des renflements de la muqueuse un peu plus accentués à l'orifice interne. Ceux-ci ne sont pas pédiculés, non pellucides, et il leur manque l'élément caractéristique, le vaisseau mentionné plus haut.

Le traitement de ces papillomes consiste à les détacher à l'aide de l'anse incandescente du cystoscope à opérations ou, si le pédicule est très mince, de sorte qu'il n'y a pas de raisons de s'attendre à une forte hémorragie, à couper la tige avec les ciseaux et à cautériser le moignon du pédicule avec le galvano-cautère, ou enfin, si le papillome est très petit et très tendre, à le brûler tout simplement avec la lampe du cystoscope.

Un observateur expérimenté constatera toujours et dans toutes les tumeurs vésicales, l'existence d'un symptôme commun, c'est un sentiment de lourdeur et de plénitude dans la région vésicale qui se manifeste surtout sous l'influence de la chaleur du lit. C'est là une conséquence de la congestion qu'occasionnent toujours les tumeurs. On peut constater cette congestion au cystoscope aussi bien par la vue des vaisseaux très dilatés que par le fait caractéristique que les hémorragies vésicales, même abondantes, causées par les tumeurs, s'arrêtent à l'instant même où une ouverture est pratiquée dans la paroi vésicale. Cette hémorragie, due à la stase s'arrête immédiatement, soit par le fait de la décongestion des vaisseaux, soit par la rétraction de la paroi sectionnée.

Un trait distinctif des papillomes malins de la vessie est qu'ils deviennent très promptement nécrosés à leur surface : « La tumeur devient malade », a-t-on l'habitude de dire. Ces nécroses sont généralement recouvertes, tout au moins partiellement, par des incrustations. Une tumeur incrustée est toujours suspecte de malignité. L'expansion de papillomes de ce genre par exulcération ou par incrustation, offre souvent des aspects véritablement bizarres.

Aussi longtemps que ces papillomes sont encore parfaitement délimitables à leur base, le pronostic pour l'opération est toujours favorable. *Nitze* dit que l'opération endovésicale donne tout au moins d'aussi bons résultats que l'opération après ouverture de la vessie.

Les carcinomes avec infiltration de la paroi vésicale peuvent être déterminés assez exactement, soit par la palpation, soit par l'exploration bimanuelle ; d'autre part, ils ont un symptôme caractéristique. En effet, lorsqu'on essaie, en présence d'un carcinome avec infiltration et dès qu'il a atteint une étendue un peu considérable, de distendre la vessie par introduction d'eau, on rencontre une résistance particulièrement forte, régulière, et qui ne peut pas être confondue avec les résistances dues aux contractions de la vessie en état d'inflammation. Ces dernières contractions sont très variables dans leur intensité, et se font sentir par de fortes saccades. La paroi vésicale est devenue absolument inflexible aux endroits où a lieu l'infiltration des carcinomes. Ceux-ci sont caractérisés en ce qu'on peut voir au cystoscope les proéminences irrégulières les plus diverses dans leur forme et leur coloration. Certaines parties isolées sont décomposées, recouvertes de granulations d'apparence sale ; des lambeaux d'épithélium sont suspendus à l'intérieur de la cavité vésicale ; d'autres parties sont incrustées, et à maintes places on voit des caillots de date ancienne ou récente. L'examen cystoscopique est en général rendu très difficile dans ces cas de carcinomes avec infiltrations, par suite de la diminution d'extensibilité de la vessie, que nous avons déjà mentionnée ; parfois il est même absolument impossible. Le diagnostic s'établit par la palpation et l'existence des hémorragies, et, dans les cas favorables, par l'examen microscopique de lambeaux de tissus détachés ; le grand âge des malades est déjà par lui-même une présomption en faveur de l'existence d'une tumeur maligne. Lorsque le carcinome est exulcéré à plusieurs endroits, la maladie tourne facilement en cystite secondaire putrescente, de sorte que l'urine évacuée a une odeur putride.

La tendance générale du traitement des néoplasies vésicales sera évidemment opératoire. Jusqu'ici, on a admis le principe qu'il y avait nécessité de procéder à des opérations préliminaires à l'extirpation de tumeurs de la vessie, comme par exemple la dilatation de l'urèthre ou l'ouverture de la vessie par la taille hypogastrique ou la colpocystostomie ; maintenant, l'application des opérations cystoscopiques endo-vésicales a gagné beaucoup de terrain, grâce à la construction d'instruments appropriés, et à l'extension de la connaissance des méthodes. *Nitze* étend, comme nous l'avons déjà dit, l'indication pour les opérations endovésicales aussi aux néoplasies malignes en ce qui concerne l'opération radicale ; ce point de vue n'est pas accepté par tout le monde. L'école de *Schauta* part de l'idée que ne doivent être traitées par la méthode endovésicale que les tumeurs qui ne sont pas, pour autant qu'on peut le prévoir, de nature maligne, qui n'ont pas atteint une grosseur considérable et ne sont pas implantées dans la paroi vésicale par une base large. Nitze ne se préoccupe ni de la grosseur des tumeurs, ni de leur malignité, ni de l'extension de leur base. Il enlève les grosses tumeurs par morceaux à l'aide de l'anse incandescente, et cautérise le reste de la base de la tumeur au galvano-cautère. Il est très content de ses résultats, tant en ce qui touche la promptitude de l'opération, que de ses résultats éloignés.

En ce qui concerne enfin les méthodes d'opérations qui consistent, après la dilatation de l'urèthre, à tirer en avant la tumeur en question, ou à retrousser à travers l'urèthre la partie de la paroi vésicale en question par la pression des doigts et la traction, on doit y opposer tout ce qu'on peut reprocher à la dilatation forcée de l'urèthre ; d'autre part on doit faire ressortir tout ce qui, dans ce procédé, est contraire aux principes de la chirurgie, comme par exemple d'opérer sur un terrain que l'on ne peut pas dominer exactement. Cette méthode d'opération ne peut donc plus être admise dans l'état actuel de la science.

Il nous reste encore à traiter la question de l'ouverture de la vessie, soit par la taille hypogastrique, soit par la colpocystotomie. D'une manière générale, il faut préférer la taille, soit à cause de l'étendue du

champ opératoire vésical, soit à cause de la possibilité de pouvoir exécuter de la manière la plus précise
les interventions les plus importantes. La colpocystotomie doit être recommandée surtout lorsqu'il s'agit
d'extirper une tumeur siégeant au sommet de la
vessie.

Le mode d'opération ainsi que de traitement postérieur varient de nouveau suivant la grosseur et la
nature de la tumeur. Dans les néoplasmes bénins, ou
se contente de les détacher par leur base, et de serrer
le moignon du pédicule par une ligature au catgut,
ou en le cautérisant au Paquelin. Dans les cas de
tumeurs malignes, on excise en tout état de cause une
partie de la paroi vésicale, à moins qu'on ne préfère
réséquer une partie de la paroi. On ferme la plaie
consécutive à l'enlèvement de la tumeur, si possible
par des sutures. On peut aussi employer pour ces
dernières de la soie, étant donné qu'on peut enlever
après coup les fils des ligatures avec le cystoscope
à opérations, une fois la guérison accomplie. Si la
partie occupée préalablement par la tumeur est trop
grande pour qu'une réunion des parois puisse être
obtenue par des sutures, on emploie le Paquelin, ou
bien on tamponne avec de la gaze iodoformée, et on
sort les bandes de gaze par la plaie vésicale.

Les tumeurs avec infiltration occupant une grande
partie de la paroi vésicale exigent, pour leur excision
radicale, la résection de la partie vésicale en question
et respectivement l'extirpation totale de la vessie.

En France, on a fait la proposition de procéder
comme suit, lorsqu'il s'agit d'une résection partielle
de la paroi vésicale : on tire la partie de paroi en
question dans la direction de l'intérieur de la cavité

vésicale ; on pince une partie saine et on porte les portions malades devant la pince. Puis on ouvre la cavité péritonéale, et l'on fait sur la partie invaginée de la vessie une suture séro-séreuse.

Le traitement postérieur à l'extirpation de tumeurs ou de résections étendues est fait d'une manière différente, suivant chaque école. Tandis que quelques opérateurs font toujours la suture totale de la vessie, lorsque les circonstances le permettent encore, et ne tamponnent ou ne drainent que l'espace prévésical, toute une série d'autres opérateurs ont pour habitude de ne fermer que partiellement la vessie et de recourir au drainage de Dittel, après avoir accompli l'extirpation. Zuckerkandl a déjà mentionné le fait qu'un signe caractéristique d'une prompte récidive d'une tumeur maligne consiste en ceci : qu'une fistule vésicale ne se ferme que lentement par granulation, même après qu'on a enlevé la douche. Si l'on devait sacrifier des parties de la paroi vésicale antérieure si considérables qu'il ne faille pas songer à la fermer aussitôt après l'opération, on laisse guérir la plaie par granulation ou on fait plus tard une opération plastique.

Les cas dans lesquels une tumeur maligne a envahi les orifices des uretères, ou dans lesquels la tumeur avait son origine primaire vers un orifice d'uretère, nécessitent des précautions spéciales. Il faut alors, d'une part, réséquer la partie de la vessie adjacente à l'uretère, et d'autre part enlever l'uretère même dans ses parties atteintes. *Wertheim* a opéré un cas semblable avec un succès technique absolu, en réséquant l'extrémité de l'uretère avec la partie voisine de la vessie à laquelle il avait enlevé un morceau de la grandeur d'une pièce de deux francs ; la résection se fit en tirant en bas le moignon d'urétère, en rappetissant l'ouverture vésicale par une suture disposée comme les cordons d'une blague à tabac, et en cousant le moignon d'urétère dont les bords sont sectionnés et retroussés sur la plaie vésicale.

Si le moignon d'urétère est devenu trop court pour pouvoir être encore cousu dans la vessie, on le suture avec succès dans le vagin, en fermant complètement la plaie vésicale correspondante et plus tard, s'il n'y a pas de récidive. on opère la fistule uréthro-vaginale. Parfois, on réussit, par traction partielle de la vessie, à atteindre le moignon d'urétère devenu trop court.

Le mode de détachement des tumeurs est aussi très discuté. Beaucoup d'opérateurs ont l'habitude d'enlever la tumeur avec une anse incandescente, après ouverture de la vessie. Mais la grande majorité d'entre eux sont probablement d'accord avec le principe que l'extirpation devrait être exécutée avec des instruments tranchants (ciseaux, scalpels). L'hémostase a lieu suivant les principes chirurgicaux ordinaires connus. Von Frisch préfère, pour l'extirpation de tumeurs étendues du fond et du trigone, la colpocystotomie, et cite d'excellents résultats obtenus. Il y a lieu, en outre, de savoir ce qu'il faut faire dans les cas où une opération radicale n'a plus de chance de réussir, ou est impossible. Ici on doit satisfaire à deux indications : 1° les troubles subjectifs des patientes doivent être apaisés le plus possible ; 2° on doit assurer le libre écoulement de l'urine, et prévenir une cystite ou éventuellement, guérir une cystite existante, afin que l'infection ascendante soit évitée.

Les symptômes qui effraient surtout les malades,

sont, à part les hémorragies parfois très abondantes provenant des tumeurs, les douleurs lancinantes très violentes. Ce genre de douleurs se distingue essentiellement de celles causées par la cystite en ce qu'elles ne sont pas, comme les douleurs inflammatoires, restreintes à la vessie même, mais qu'elles rayonnent au loin et se font sentir brusquement dans les extrémités inférieures, ainsi que dans la région du bas-ventre. Dans les cas de carcinomes exulcérés et à condition que la vessie soit encore suffisamment tolérante, on prévient les hémorragies en la remplissant modérément d'eau, après l'avoir soigneusement lavée ; puis on cautérise au galvano-cautère, à l'aide du cystoscope à opérations, les parties ulcérées. Après cautérisation de la surface des tumeurs, les douleurs cessent généralement aussi. On peut également détacher les parties protubérantes du carcinome proliférant avec l'anse incandescente ou en la brûlant au galvano-cautère. Comme de cette manière l'irritation produite par le contact avec l'autre paroi vésicale n'existe plus, le soulagement des malades est habituellement très important, et dure assez longtemps. On peut renouveler fréquemment ce mode d'intervention palliative.

Si l'on ne peut plus songer à une intervention endovésicale, à cause de la rigidité ou de l'intolérance des parois vésicales, on établit une fistule vésicale, soit par taille hypogastrique, soit par colpocystotomie, suivant le siège de l'affection. On maintient ces fistules vésicales ouvertes en fixant les parois vésicales par quelques sutures à la paroi abdominale ou à la muqueuse vaginale et en mettant un drain ; il faut toutefois veiller à ce que l'extrémité du drain n'atteigne que juste la cavité vésicale, afin qu'il ne

puisse pas irriter la vessie en pénétrant plus profondément.

Les cystites putrides ne peuvent généralement plus
être guéries par intervention endovésicale, même en
faisant des lavages désinfectants, de sorte que l'on est
obligé de faire une fistule vésicale. La désinfection de
la vessie s'opère de la manière la plus complète en
rinçant celle-ci avec une solution de pyoctanine. De
même, après l'ouverture de la vessie par taille, il est
bon de cautériser et de brûler les parties exulcérées
avec le thermocautère. Grâce à un traitement de ce
genre, on peut rendre quelque peu supportable l'état
des malades, jusqu'à la mort, et leur épargner l'usage
immodéré de la morphine.

XXVII

HÉMORRHOÏDES VÉSICALES

On voit très souvent des veines traverser la paroi
vésicale. Au cystoscope, elles se manifestent sous
forme de cordons ayant la grosseur d'une plume d'oie,
se perdant à leurs deux extrémités dans la profondeur. On découvre surtout fréquemment ces veines,
larges et turgescentes, chez des individus atteints
d'athéromatose générale. On observe aussi parfois de
véritables phlébectasies, c'est-à-dire la présence de
veines sinusoïdes, fortes et proéminentes, dans la
cavité de la vessie.

Mais on ne peut désigner sous le nom d'hémorrhoïdes vésicales que ces ectasies partielles de veines,
surgissant sous forme de proéminences au-dessus du
niveau de la muqueuse vésicale, et qui ont leur siège
à côté du vaisseau. Les tubérosités de ce genre apparaissent au cystoscope colorées en rouge, transpa-
rentes, en forme de boules ; parfois elles ont un
noyau non transparent : il est probable que celui-ci
est un phlébolithe.

C'est au col vésical que j'ai observé le plus souvent
ces tubérosités. Malgré des recherches systématiques,
je n'ai pas pu trouver souvent que les phlébectasies
de ce genre ou des marisques réels coïncidassent
avec la grossesse, comme le disent beaucoup d'auteurs,

bien que j'aie examiné une série de patientes affectées *intra graviditatem* d'importantes phlébectasies des lèvres. De même l'apparition de phlébectasies vésicales n'est pas nécessairement l'apanage d'un âge avancé ; elles naissent aussi dans la jeunesse, si certaines circonstances y prédisposent, comme c'est le cas dans les hémorrhoïdes anales.

Parfois les phlébectasies de ce genre saignent spontanément et très abondamment. On peut prouver au cystoscope, aussi bien que par la taille hypogastrique qui serait éventuellement devenue nécessaire, que ces hémorrhagies proviennent réellement de ces protubérances. On voit au cystoscope, surtout après le lavage de la vessie, qu'on a dû faire à cause de l'hémorragie survenue, un caillot attaché directement sur la suffusion d'une phlébectasie.

Les phlébectasies peuvent se manifester par certains symptômes, lorsqu'elles existent en grand nombre à l'orifice interne (le besoin d'uriner est alors plus fréquent), ou lorsqu'il y a des hémorrhagies veineuses. La malade évacue alors avec l'urine, du sang liquide ou du sang dissous dans l'urine ainsi que des caillots. Ceux-ci se rassemblent souvent en bols d'une certaine grosseur, de sorte que l'urèthre est fortement dilaté par leur passage et que l'évacuation ne peut avoir lieu que par une forte pression et une poussée, qui est accompagnée d'une douleur considérable, conséquence de la dilatation du canal uréthral.

Si une seule ou plusieurs protubérances veineuses isolées causent des douleurs provenant du besoin d'uriner, et des hémorrhagies, il faut les faire disparaître au galvano-cautère à l'aide du cystoscope à opérations.

Les phlébectasies nombreuses au col vésical doivent être laissées intactes, si les symptômes ne sont pas très prononcés. En tout cas, on devrait y accéder par la taille hypogastrique et une semblable intervention faite dans ce but, constituerait une grosse opération. Il faudrait songer à recourir à la double ligature ou à l'excision après ligature.

Dans les cas d'hémorrhagies vésicales, on procédera par lavages pour expulser les caillots existants. On se servira, à cet effet, d'une sonde, la plus large possible; il arrivera néanmoins souvent que l'œil de sonde ou le conduit seront bouchés par les caillots. S'il existe des caillots très gros et nombreux, de sorte que leur expulsion par lavages au moyen de la sonde est continuellement interrompue, il faut prendre un large cathéter à évacuation et procéder à l'évacuation de la vessie au moyen de la pompe, comme dans la lithotripsie. Si la vessie est remplie de sang et que des caillots extrêmement abondants s'y sont rassemblés, de sorte que l'évacuation de l'urine est empêchée et qu'on ne peut rien vider en introduisant la sonde, en raison de ce qu'elle plonge littéralement dans une masse solide, il ne reste rien d'autre à faire que de recourir à la taille hypogastrique. Après avoir ouvert la vessie, on la débarrasse des caillots sanguins et on arrête l'hémorragie en faisant des tamponnades à la gaze iodoformée. Les protubérances veineuses solitaires qu'on trouverait encore après le dégagement de la vessie doivent être cautérisées immédiatement au Paquelin.

XXVIII

HERNIES VÉSICALES

Le prolapsus de la vessie tout entière ou d'une partie de celle-ci seulement, se produit soit par la voie habituelle des hernies à travers le canal crural et inguinal, soit par l'ouverture qui sert de passage à l'artère épigastrique. Le plus fréquemment le prolapsus n'est que partiel ; les parois vésicales qui ne sont pas autrement affectées, paraissent en partie déjetées en avant ou bien un diverticule préexistant forme le contenu de la hernie. De même la partie extra ou intrapéritonéale de la vessie peut constituer le contenu de la hernie ; mais le premier cas mentionné est le plus fréquent.

Les hernies vésicales peuvent être causées par les circonstances suivantes : des proliférations lipomateuses à la surface de la vessie atteignent un tel degré de développement que ces tumeurs graisseuses pénètrent dans l'anneau herniaire et entraînent une partie de l'organe ou l'organe tout entier par la traction due à leur poids, ou encore, en cas d'inflammation dans le petit bassin, la vessie vient se souder aux intestins qui sont en voie de former une hernie et est entraînée par ces derniers et pincée dans le sac herniaire.

Bien des hernies vésicales diagnostiquées comme

telles, *intra operationem*, ne sont pas autre chose que des formations artificielles. L'enlèvement du sac herniaire, que l'on effectue d'une manière générale aujourd'hui en vue d'une opération radicale, s'exécute en le détachant complètement et en le tirant fortement en dehors. Il peut arriver au cours de cette opération qu'une partie de la vessie adhérente au sac herniaire soit entraînée dans le champ d'opéraration. Généralement, on ne découvre les hernies vésicales que lorsqu'on trouve une hernie intestinale ou épiploïque pendant une opération.

Les symptômes d'une hernie vésicale ne sont pas nécessairement accentués. On rencontre parfois, il est vrai, dans l'anneau herniaire, ou devant celui-ci une tumeur qui augmente de volume lorsqu'il y a rétention prolongée d'urine ; en appuyant sur cette tumeur, on crée le besoin d'uriner et lorsque l'évacuation a eu lieu, la tumeur s'est rapetissée. La sonde introduite dans la vessie peut être passée directement dans la tumeur qu'on examine et peut aussi être palpée depuis le dehors lorsque l'accès à la partie proéminente est libre. Le diagnostic est alors établi avec une certitude absolue.

Une indication diagnostique importante pour la reconnaissance d'une hernie vésicale consiste en ce qu'une sonde introduite dans la vessie a continuellement la tendance de dévier dans la direction de la hernie et qu'il faut un effort pour la ramener au côté opposé de la vessie ; cette tendance s'explique par les conditions anatomiques d'une hernie vésicale. La vessie est, en effet, tordue dans la direction de l'anneau de la hernie.

Pendant une opération, il arrive très souvent que

KOLISCHER.   12

l'on ne diagnostique une hernie vésicale que lorsqu'on voit s'écouler de l'urine d'une partie ouverte de la hernie. On peut avant ce moment avoir été rendu attentif à l'existence d'un accident de ce genre par le fait que des masses graisseuses se déposent à côté de la hernie vers la ligne médiane, masses qui ne se laissent pas facilement tirer en avant. Si toutefois on les attire fortement contre soi, la paroi vésicale apparaît; elle est reconnaissable aux grosses veines qui la traversent et aux mailles de la musculature trabéculaire. D'une manière générale, il faut s'en tenir au principe que toutes les fois qu'à l'occasion d'une opération herniaire les circonstances du cas traité ne sont pas bien connues, on doit penser à la possibilité d'une hernie vésicale; il faut recourir à tous les moyens dont on dispose pour l'établissement du diagnostic : sondage de la vessie, remplissage avec de l'eau, exécution lente et prudente de l'opération.

Si la vessie vient à être blessée au cours d'une opération herniaire, on fermera de suite par suture la plaie vésicale; à moins que la paroi vésicale ait été fortement atteinte dans sa vitalité par incarcération.

La question de savoir si l'on doit ensuite fermer l'ouverture définitivement ou la drainer par mesure de précaution, a été controversée par certains auteurs; tout dépend de la confiance qu'a l'opérateur dans la suture vésicale.

Si la paroi vésicale a déjà été fortement endommagée par la stase, ou si elle est peut-être même partiellement en état d'inflammation et si la gangrène a commencé, il y a deux manières de procéder. Ou bien on fait une résection de la partie malade en la sectionnant dans le tissu sain et l'on suture ensuite d'une manière définitive tout en ayant encore le choix entre la fermeture complète ou le drainage de la plaie abdominale, ou bien on peut placer extrapéritonéalement la partie de la paroi vésicale suspecte et ou laisse la guérison s'opérer *per secundam*.

On a recommandé de divers côtés, dans les cas de hernies en diverticules, de faire l'ablation de ceux-ci, et cela surtout si leurs parois sont très amincies, pour fermer ensuite la plaie vésicale par suture complète.

XXIX

CYSTOCÈLE VAGINALE

La cystocèle vaginale est une des modifications les plus fréquentes et les plus importantes de la forme et de la situation de la vessie chez la femme. La cystocèle consiste en ce qu'une partie de la paroi vésicale ou la vessie tout entière a abandonné son siège normal et paraît s'être déplacée dans la direction de la vulve avec la descente de la cloison vaginale antérieure.

On distingue trois degrés de cystocèles : dans les cystocèles du premier degré, la partie du trigone de la vessie seulement est descendue et paraît arquée en avant ; dans celles du second degré, le fond de la vessie participe au prolapsus avec le trigone, de sorte que la vessie prend la forme d'un sablier ; la partie supérieure de la vessie est encore située sous la symphyse, la partie inférieure est descendue dans la vulve ; les deux parties du sablier sont séparées l'une de l'autre par l'orifice interne de l'urèthre ; dans les cystocèles du troisième degré, la vessie est complètement renversée, son sommet constitue maintenant la partie la plus basse, l'orifice intérieur du canal uréthral forme son point culminant. Il faut remarquer que dans les cystocèles développées la vessie paraît non seulement arquée en avant, mais elle est agrandie en fait, c'est-à-dire qu'à l'état vide, sa capacité est considérablement augmentée.

Si une cystocèle subsiste longtemps, les parois vésicales s'épaississent, conséquence aussi bien de la stase chronique que de l'augmentation fonctionnelle exigée de la vessie. Dans les cystocèles très développées, les plis vésico-utérins rétrogradent vers le bas, de sorte que l'excavation vésico-utérine devient plus profonde ; habituellement cette poche en vient à se fermer en haut par adhérence ; si cela ne se réalise pas, des anses de l'intestin grêle peuvent se loger dans l'excavation et éventuellement s'y fixer par adhérence.

Si la torsion du trigone par suite la cystocèle est très forte, il peut y avoir distension des orifices d'urétères, avec toutes les conséquences du refoulement de l'urine vers les reins.

Les symptômes de la cystocèle sont connexes à ceux du prolapsus du vagin et de la matrice.

La vessie même est ordinairement le siège de tiraillements allant jusqu'à la douleur, lorsque la muqueuse vésicale est affectée d'inflammation.

Il semble évident que la vessie soit plus accessible à une infection inflammatoire dans la cystocèle par suite de la stase des parois.

L'évacuation d'urine n'est généralement pas entravée d'une manière spéciale, même dans les déplacements très accentués ; dans beaucoup de cas, les malades, instruites par l'expérience, réduisent leur prolapsus avant la miction, ou essuient avec le doigt le reste d'urine provenant de la hernie vésicale.

Parfois, des cystocèles peuvent devenir un véritable embarras dans les accouchements ; si une vessie normale à l'état plein peut déjà entraver l'accouchement, à plus forte raison une cystocèle remplie d'urine constitue-t-elle un obstacle.

Ordinairement les cystocèles remplies occasionnent déjà au commencement de l'accouchement des douleurs expulsives violentes, lesquelles cessent immédiatement lorsque la vessie a été vidée au moyen d'instruments ; certains cas sont aussi cités dans la littérature, dans lesquels une cystocèle remplie d'urine occasionna un empêchement absolu à l'accouchement de sorte que la vessie dut être évacuée artificiellement soit par ponction, soit par incision, le cathétérisme n'étant plus possible.

Les cystocèles sont favorisées par toutes les causes entraînant un relâchement des attaches de la vessie ou par celles qui occasionnent la distorsion des parois vésicales par le déplacement de ses points d'attache.

Tout ce qui, par conséquent, contribue à la formation d'un prolapsus de la cloison vaginale ou de la matrice est une cause favorable à la formation de cystocèles, lesquelles sont plus ou moins accentuées, suivant le degré du prolapsus génital.

Dans les cystocèles, les fonctions urinaires sont également en connexion avec le genre de modification génitale qui en est la cause; si l'urèthre postérieur et le col vésical sont fortement tordus par le déplacement du point de jonction de la vessie à l'utérus, l'incontinence apparaît; tandis que d'autre part, dans les distorsions importantes du fond de la vessie, des dérangements du détruseur ne sont pas chose rare.

Le diagnostic d'une cystocèle ne présente guère de difficultés à établir; une tumeur tendre se présente dans la vulve, quelquefois seulement sous l'effort de

la pression ; cette tumeur, à l'état plein, est fluctueuse
et ses parois qui peuvent être facilement pressées l'une
contre l'autre (à l'état vide) sont l'indice d'une cystocèle ; si ensuite on introduit une sonde et si on établit
la relation avec le reste de la vessie, le diagnostic
devient absolument certain.

Le traitement d'une cystocèle est semblable à celui
qu'on applique contre le prolapsus génital qui en est
la cause ; si un prolapsus génital peut encore être
complètement retenu au moyen d'un pessaire, le traitement au pessaire suffit également pour la cystocèle ;
si l'opération plastique est indiquée, la cystocèle est
également guérie par la plastique génitale.

Saenger démontre qu'une guérison radicale de la
cystocèle et du prolapsus vaginal correspondant ne
peut être espérée que lorsqu'on joint à la colporraphie
antérieure l'opération plastique correspondante sur le
périnée.

Récemment, et surtout sous l'influence de Saenger
et de von Arx, une autre idée a fait son chemin ; c'est
celle de rassembler la vessie par des sutures transversales à l'occasion de la plastique du prolapsus et
de réduire ainsi le volume de la vessie à sa grosseur
normale.

XXX

PROLAPSUS VÉSICAL

Le prolapsus vésical est une affection très rare ;
toutefois, dans le petit nombre des cas décrits, on
constate une prépondérance de cette affection dans
l'enfance. Le prolapsus de la vessie peut atteindre
toute l'épaisseur de la paroi vésicale, ou bien la muqueuse seule est proéminente. Dans la première alter-
native, il peut s'agir encore d'un prolapsus partiel de
la paroi vésicale ou bien la vessie tout entière a
passé devant l'urèthre. En fait de prolapsus de la
muqueuse, on n'a constaté jusqu'à présent que des
prolapsus partiels.

Le prolapsus de la muqueuse vésicale seule n'est
possible que lorsque celle-ci est devenue très mobile
sur le tissu sous-jacent. Ce cas se présente fréquemment, lorsqu'une hypertrophie partielle s'est développée sur la muqueuse, ou bien lorsque surgit une
dilatation des cryptes dans le voisinage du col vésical, de sorte qu'il se forme une excavation diverticu-
laire formant plus tard le prolapsus. La vessie ou
une partie de celle-ci ne peuvent évidemment se
déplacer que lorsqu'il y a eu inversion de la partie en
question ou de la vessie tout entière. Le prolapsus
se produit ainsi : la partie descendante pénètre dans
l'urèthre et dilate celui-ci par sa présence, jusqu'à ce

que la vessie arrive à l'orifice extérieur de l'urèthre, à moins que ce dernier ne soit déjà naturellement assez large pour n'opposer aucune résistance à un prolapsus vésical en voie de progression.

La symptomatologie du prolapsus de la vessie varie évidemment suivant la forme sous laquelle l'affection se présente. On voit devant l'orifice externe une tumeur dont la grosseur varie depuis celle d'un pois jusqu'à celle du poing ; sa surface est claire et brillante et elle a très distinctement le caractère de la muqueuse vésicale ; la surface tout entière est constamment humide et répand une odeur d'urine. Dans les cas très accentués on voit le ligament intra-urétérin ainsi que les orifices des urétères, lesquels évacuent l'urine par à-coups.

Pour découvrir les orifices des urétères, orifices parfois très petits ou cachés par l'enflure de la muqueuse, il est nécessaire, lorsqu'on suspecte un prolapsus de la vessie, d'inspecter la surface de la tumeur, en séparant avec deux doigts la partie à observer et de découvrir ainsi les orifices des urétères.

Lorsqu'on essaie de pénétrer avec une sonde à travers l'urèthre, à côté de la tumeur, cette opération ne réussit évidemment pas dans le prolapsus total.

Si un prolapsus subsiste longtemps, sa surface se modifie sous l'influence de l'air atmosphérique. L'épithélium sèche par endroits et diverses altérations de la muqueuse sont causées par des insultes extérieures. Le prolapsus vient-il à être étranglé par l'orifice uréthral externe qu'il se produit des stases se manifestant par la coloration livide de la surface de la tumeur ainsi que par l'enflure œdémateuse du prolapsus tout entier.

Les manifestations subjectives pendant et après l'apparition d'un prolapsus total de la vessie sont très différentes. Tandis que souvent, lors de l'apparition soudaine d'un prolapsus total, de graves manifestations de shock surgissent, autrefois il ne se produit aucune réaction importante. Évidemment un symptôme existe toujours, c'est le sentiment d'un besoin d'uriner permanent ainsi que la sensation d'une douleur vague à la surface de la tumeur. La strangulation de celle-ci occasionne, cela va sans dire, une douleur très considérable. Si une partie seulement de la paroi vésicale descend, mais si toutes les couches de la paroi vésicale participent à ce prolapsus partiel, on trouve de nouveau une tumeur devant l'urèthre, laquelle est colorée en rouge vif; mais on peut pénétrer dans la vessie au moyen d'une sonde sur un des côtés de la tumeur. Un prolapsus uréthral se distingue d'un prolapsus partiel de la vessie en ce que dans le premier on ne peut pénétrer dans la vessie ailleurs que par le milieu, tandis que dans un prolapsus partiel de la vessie, on peut en faire le tour avec la sonde jusqu'à ses points d'insertion. Ces prolapsus partiels de la vessie se gonflent ordinairement beaucoup dans les accès de toux et par la pression abdominale, pour revenir ensuite en leur état primitif. Si on introduit un instrument creux dans la vessie, à côté de ce prolapsus, on fait sortir l'urine de la partie de la vessie non prolabée; il y a, de même, évacuation de l'urine lorsqu'on fait la reposition d'un prolapsus partiel.

Les manifestations que provoquent ces prolapsus partiels de la vessie sont semblables aux manifestations auxquelles donne lieu un corps étranger traversant l'urèthre et arrivant au-devant de celui-ci.

Par suite de la traction de la paroi vésicale, de l'attouchement de la muqueuse uréthrale, un besoin d'uriner permanent se fait sentir. Il va sans dire que l'écoulement de l'urine est rendu plus difficile, et même éventuellement impossible par la pénétration du prolapsus dans l'urèthre. On peut, soit par la sonde, soit en tirant davantage en avant et en bas le prolapsus et en écartant légèrement l'urèthre, suivre directement le pédicule d'un prolapsus de cette espèce dans la direction du reste de la paroi vésicale.

S'il s'agit d'un prolapsus de la muqueuse vésicale, on voit devant l'urèthre une masse molle parsemée de nombreuses ramifications vasculaires, et qui peut être comprimée entre les doigts. Ici aussi on se trouve en présence des manifestions dues à des corps étrangers dans l'urèthre ou éventuellement à des suites de stases.

Le diagnostic différentiel entre un prolapsus de la muqueuse et des polypes proéminents dans la vessie s'établit par le fait que, premièrement, un polype n'est pas compressible ; secondement, en ce qu'un polype n'enfle pas, comme cela se produit pour un prolapsus vésical, sous l'action de la pression abdominale, et enfin par la distribution des vaisseaux sur la surface. Tandis que le polype vésical n'est parcouru dans le sens de la longueur que par une ou deux anses de vaisseaux, la muqueuse de la vessie est reconnaissable, comme nous l'avons déjà dit, par l'arrangement caractéristique des vaisseaux. Une fois qu'on a fait la reposition d'un prolapsus de ce genre, la différenciation entre un polype et une hypertrophie de la muqueuse s'établit très bien au cystoscope. Il y a lieu de remarquer encore que l'on n'observe le prolapsus total de la vessie que chez les enfants.

On est encore dans le vague au sujet de l'étiologie du prolapsus. On peut bien accuser en théorie les prédispositions, les relâchements à toute la paroi vésicale, ceux de toutes les attaches naturelles de la vessie, la largeur de l'urèthre dans toute son étendue, mais tout cela ne prouve pas grand'chose. Nous connaissons un nombre considérable de cas de dilatation très forte de l'urèthre, de relâchement du plancher pelvien tout entier, sans qu'il y ait eu prolapsus ou inversion de la vessie.

On indique généralement comme cause immédiate d'un prolapsus de la vessie, l'action soudaine, énergique, de la pression abdominale; des tressaillements violents du corps tout entier sont aussi indiqués dans la littérature comme cause déterminante.

Le diagnostic du prolapsus est généralement facile à établir lorsque le cas que l'on examine fait supposer un prolapsus de la vessie. La constatation de l'insertion de la tumeur, la constitution de sa surface, l'humectation permanente de cette dernière par l'urine, la palpation bimanuelle *per vaginam* ou *per rectum*, laquelle donne un résultat précis si on fait en même temps des essais de reposition ; tous ces moyens de diagnostic rendent ordinairement la détermination de l'affection facile. Le prolapsus uréthral et les tumeurs de l'urèthre ne peuvent entrer en considération qu'au point de vue du diagnostic différentiel, car ils ont un pédicule suffisamment long pour apparaître à l'orifice externe de l'urèthre. Il faut retenir que dans la littérature, on cite des cas de tumeurs qui, ayant eu leur siège dans le trigone, non seulement sortaient elles-mêmes du canal uréthral, mais encore entraînaient avec elles dans le prolapsus la base sur laquelle elles avaient pris naissance. Le cas de Caille est certainement unique en son genre : chez une fillette âgée de deux mois, une tumeur sortant de la muqueuse d'un urétère entraîna la partie inférieure de l'urétère et la vessie dans le prolapsus.

Le traitement du prolapsus de la vessie consistera tout d'abord à faire la reposition du prolapsus. Les petits prolapsus sont réduits au moyen de sondes épaisses, solides ; les grands prolapsus et les prolapsus totaux le sont avec les doigts, en poussant doucement mais régulièrement et d'une manière constante, le sommet du prolapsus dans la direction de l'orifice uréthral.

La seconde étape du traitement consiste à retenir le prolapsus et à empêcher son renouvellement. Chez les petits enfants on obtient ce résultat en plaçant des tampons sur la vulve et en les fixant par des bandages. Chez les individus dont le vagin est déjà devenu accessible, on tamponne le vagin surtout dans le formix antérieur, ou bien on place un pessaire annulaire, autant que les circonstances le permettent. Un anneau de Meyer d'une épaisseur convenable rend les meilleurs services pour la rétention d'un prolapsus de la vessie.

Les opérations plastiques sur l'urèthre, que l'on fait en partant de l'idée qu'on peut prévenir la reproduction d'un prolapsus en rétrécissant le conduit uréthral n'ont pas leur raison d'être. Si les conditions voulues pour la production d'un prolapsus de la vessie existent, la nouvelle poussée de la vessie dilate derechef l'urèthre ; l'on pourrait tout au plus différer de quelque temps la formation d'un prolapsus, ce qui n'aurait aucune utilité, car on n'est absolument pas en mesure de diagnostiquer les étapes initiales d'un prolapsus de la vessie. Mais il est très important de vider régulièrement la vessie au moyen de la sonde pendant un certain temps, après qu'on a réussi la reposition du prolapsus, ainsi que de traiter selon les règles la cystite traumatique qui peut avoir été provoquée par cette affection.

La reposition d'un prolapsus réussie et la rétention subséquente de celui-ci par tamponnement, ou au moyen d'un pessaire, conduisent généralement à la guérison définitive. Si, malgré tous ces efforts, un prolapsus de la vessie devait toujours récidiver, il ne resterait rien d'autre à faire, en dernier ressort, qu'une cystopexie ou une vésicofixation. On pourrait alors coudre directement le sommet de la vessie à la musculature de la paroi abdominale.

XXXI

PNEUMATURIE

La sortie d'air ou de produits gazeux de décomposition en même temps que l'urine est rare. L'attention de la malade est éveillée par le fait que l'évacuation de l'urine s'effectue avec un bruit de clapotement dans lequel on remarque le glouglou de l'urine mélangée de bulles gazeuses.

Le mélange de l'urine a lieu soit avec de l'air, soit avec d'autres gaz. L'expulsion d'air avec l'urine ne se produit pas ainsi qu'on pourrait le supposer, comme conséquence d'un cathétérisme fréquent et parce que des quantités d'air introduites avec la sonde sont retenues longtemps dans la vessie, pour être expulsées ultérieurement. Les petites quantités d'air introduites avec la sonde sont expulsées immédiatement à la miction suivante ou très rapidement résorbées par l'urine se rassemblant dans la vessie ; il est vrai cependant qu'il y a des évacuations de longue durée de grandes quantités d'air, après dilatation forcée de l'urèthre. C'est un état qui se maintient très souvent jusqu'à la restitution complète de la faculté d'occlusion de l'urèthre et qui fatigue énormément les malades.

La provenance des mélanges de gaz se rassemblant dans la vessie peut être de deux natures. Elle a lieu par une communication avec l'intestin, ou bien les gaz naissent par la décomposition du contenu de la vessie. La communication de la vessie avec l'intestin se fait en général par une fistule très fine, et ne peut alors être prouvée que lorsqu'on peut découvrir au microscope des restes d'aliments dans le sédiment de l'urine. Comme dans des cas pareils, on ne voit jamais arriver de bulles de gaz dans le contenu de la vessie, en dépit de l'examen cystoscopique le plus soigneux et le plus prolongé et même si l'on exerce sur l'abdomen une pression énorme, il faut supposer aussi que ce mode de développement de gaz ne se produit que par cette circonstance, qu'il n'y a décomposition consécutive que dans la vessie, par suite de l'entrée du contenu de l'intestin dans l'urine et qu'il n'y a ainsi que secondairement production du gaz.

L'autre espèce de pneumaturie, dans laquelle il n'existe pas de communication avec l'intestin, prend naissance, ainsi que cela a été prouvé récemment par des recherches bactériologiques, par le fait que des bactéries immigrant dans la vessie ensuite de certaines circonstances, peuvent provoquer la formation de gaz dans l'urine. L'urine diabétique surtout est susceptible d'une décomposition de ce genre.

Comme dans les pneumaturies de cette espèce il existe toujours une véritable cystite, il faut supposer, ce que Schnitzler a d'ailleurs déjà indiqué, une altération primaire de la vitalité des fonctions vésicales, de sorte que les bactéries des intestins peuvent immigrer et donner lieu à des formations de gaz sous certaines conditions qui nous sont encore en partie inconnues. Le dégagement de gaz est parfois si important que l'on peut établir son existence par percussion dans la vessie dilatée jusqu'au-dessus de la symphyse.

Cette pneumaturie disparaît dès que la cystite a été guérie, c'est-à-dire, par conséquent, lorsque les groupes de bactéries pyogènes existant dans la vessie ont été anéantis, ou aussi lorsqu'une nouvelle adjonction de microorganismes pathogènes provenant de l'intestin semble exclue par suite du rétablissement de l'intégrité physiologique de la paroi vésicale.

Le traitement d'une pneumaturie qui aurait pour origine une communication fistuleuse avec l'intestin, doit être envisagé comme ne donnant que des résultats aléatoires, vu la difficulté de trouver la fistule ou de la guérir; du reste les affections de ce genre guérissent d'ordinaire spontanément avec le temps.

XXXII

RUPTURES DE LA VESSIE

L'éclatement de la vessie n'arrive généralement que lorsqu'une action puissante et violente est exercée directement sur la vessie ou dans ses environs, d'ailleurs on a aussi observé des cas dans lesquels une rupture de la vessie a été occasionnée, la vessie étant vide, à la suite d'une chute d'une hauteur considérable. Nous avons déjà traité des ruptures violentes survenant au cours de la litholapaxie. La rupture peut être extra-péritonéale ou intra-péritonéale, c'est-à-dire que le déchirement de la paroi vésicale a lieu dans le dernier cas à une place recouverte du péritoine, et ce déchirement s'étend aussi sur celui-ci, de sorte qu'il s'y produit une blessure correspondante.

Les ruptures peuvent avoir lieu à tous les endroits de la vessie, mais le plus souvent au sommet de celle-ci, parce que la paroi de la vessie y est le plus mince. De même, la fréquence de ruptures dans une certaine direction n'est liée à aucune règle précise. Les bords d'une blessure provenant de rupture de la vessie sont ordinairement dentelés ; dans les déchirements intra-péritonéaux, l'ouverture du péritoine est plus grande que celle de la couche musculaire vésicale ; les bords montrent des sugillations.

Les conséquences d'une rupture de la vessie sont

diverses, suivant qu'il a existé ou non une maladie de la vessie avant la déchirure, et que l'urine qui se trouvait dans la vessie s'écoule dans le péritoine ou dans le tissu cellulaire du bassin ou dans le *cavum Retzii*, ou enfin suivant la rapidité avec laquelle on assure l'écoulement de l'urine hors de la cavité où elle a pénétré. Une urine infectieuse produira évidemment plus rapidement les apparitions d'infiltration de l'urine putride avec sepsie générale, de même que l'écoulement de l'urine dans la cavité du péritoine, conduira dans la règle à la péritonite mortelle. L'entrée de l'urine dans le tissu cellulaire du bassin est une complication qui, au point de vue du pronostic, est plus défavorable que l'écoulement de l'urine dans le *cavum Retzii*.

Les symptômes d'une rupture violente de la vessie sont très apparents et très caractéristiques. Les malades ont le sentiment très net que quelque chose s'est déchiré dans leur abdomen ; la déhiscence est accompagnée d'un sentiment de douleur subit et violent localisé dans la région vésicale. Une tumeur surgit à cet endroit, sur lequel il y a matité ; la tumeur s'accroît rapidement.

Un des symptômes principaux est l'anurie accompagnée d'écoulement de sang. Les malades ressentent un besoin d'uriner vif et douloureux, mais elles ne sont pas en état d'évacuer de l'urine ; tout au plus peuvent-elles, en poussant, ce qui provoque de fortes douleurs, en faire sortir quelques gouttes mélangées de sang. Si l'on introduit la sonde, il peut arriver que l'on ne parvienne pas, après l'introduction dans la vessie, à faire écouler une grande quantité d'urine ; par contre, si la sonde pénètre plus profondément, c'est-à-dire si on arrive à travers la place de rupture dans la cavité secondaire, produite par la pénétration de l'urine, on fait sortir une grande quantité d'urine, plus ou moins colorée en rouge.

Le diagnostic n'est pas difficile à établir lorsque les cas peuvent être examinés peu après l'accident. Une action énergique, le fait que les patientes disent qu'elles n'ont pas uriné depuis quelque temps avant l'accident, les symptômes de shock, la douleur dans la région vésicale, la matité et la formation de tumeurs dans les environs de la vessie, l'anurie accompagnée d'écoulement de sang, témoignent de la cause de l'affection. L'essai qu'on fait, d'évacuer l'urine au moyen de la sonde introduite, fournit des indications, comme nous l'avons dit plus haut ; d'autre part, on est souvent en mesure de sentir le bec de sonde à un endroit situé en dehors de la vessie, sous la paroi abdominale. Il ne peut naître des doutes que lorsque d'autres organes ont également été lésés, et lorsqu'on voit les malades ayant déjà les symptômes d'une irritation péritonéale ; mais le dérangement dans l'évacuation de l'urine éveillera tout au moins le soupçon d'une lésion vésicale.

Si l'on a des motifs fondés pour supposer l'existence de lésions de ce genre, sans pouvoir l'établir exactement, il ne reste rien d'autre à faire que de recourir à la dilatation forcée de l'urèthre et à l'exploration de l'intérieur de la vessie.

Les méthodes indiquées de différents côtés pour arriver à déterminer le diagnostic, en cas de doute, par l'injection dans la vessie, au moyen de la sonde, de quantités déterminées de liquide qu'on laisse ensuite s'écouler, après quoi on procède à une mensuration afin de s'assurer si la même quantité est ressortie ou non, sont absolument dangereuses. Ce n'est pas seulement que l'on ait à craindre, au cas où il existerait une rupture de la vessie, que l'on agrandisse la rupture par l'introduction de liquide, que l'on déchire une plaie péritonéale éventuellement collée, ou que l'on rompe le péritoine qui n'est peut-être que simplement contusionné; mais le danger principal de ces méthodes d'investigation réside dans le fait qu'en injectant un liquide, on continue à pousser l'urine dans le tissu adjacent lésé.

Lorsqu'on a établi le diagnostic d'une rupture vésicale, il n'existe qu'un seul procédé rationnel de traitement, qui consiste dans l'incision dans la direction de l'endroit où s'est produit la rupture. On ouvre vers la région où se fait sentir la matité entourant la vessie ou aussi la tumeur fluctueuse qui peut s'y trouver et l'on cherche l'endroit de la rupture. L'opération se continue comme suit : on peut sans inconvénient fermer la déchirure de la vessie, après avoir convenablement mis en contact les bords de la plaie, mais on fait drainer vers l'extérieur l'espace entourant la vessie, afin de prévenir tous les dangers de rétention d'une sécrétion. Si l'on considère que la plaie des déchirements ne se prête pas à une suture complète, on draine la vessie au moyen de l'appareil d'élévation de Dittel. A tous égards, il est utile de fixer les bords des lésions vésicales par quelques sutures à la paroi abdominale. Si la place de déchirement est intra-péritonéale, on peut essayer de sauver la malade en fermant la lésion du péritoine, après nettoyage par tamponnement de la cavité du péritoine et en traitant la vessie comme nous l'avons décrit plus haut, ou bien

13.

en drainant le péritoine et en traitant séparément la vessie. En théorie, il serait recommandable, d'une manière générale, de fermer la lésion du péritoine après avoir enlevé le liquide qui s'est rassemblé dans le péritoine, parce qu'un drainage ne servirait plus à rien, si la première opération ne parvient pas à surmonter l'altération qui s'est produite; tandis qu'en ne fermant pas complètement le péritoine, on peut craindre une nouvelle infection de la vessie.

Une fois qu'on a complètement recousu la vessie, on applique, pour calmer complètement celle-ci et pour empêcher la tension de la suture vésicale, une sonde à demeure en relation avec un vase rempli d'un liquide désinfectant, pour effectuer un drainage permanent.

Des ruptures spontanées de la vessie peuvent se produire lorsque celle-ci, soit par rétroversion de l'utérus gravide, soit par un myome incarcéré, est amenée à l'état de distension passive ou lorsqu'il y a gangrène partielle de la paroi vésicale par suite d'incarcération et de dérangements consécutifs dans l'alimentation; la rupture est marquée par les mêmes symptômes subits que ceux de la rupture violente. Le traitement est le même.

XXXIII

LÉSIONS DE LA VESSIE AU COURS DES OPÉRATIONS

Grâce à la connexion étroite qui existe entre la vessie et les organes génitaux, il arrive parfois que pendant des opérations on blesse la vessie, et cela aussi bien dans les préliminaires de l'opération que durant celle-ci. Dans les opérations vaginales, la lésion de la vessie a lieu ordinairement au détachement de celle-ci de son point d'attache au cervix. Lorsque des processus inflammatoires se sont produits dans la région de l'utérus, la vessie est parfois tellement adhérente à l'utérus, que le tissu intermédiaire a complètement disparu et est remplacé par des adhérences solides. On arrive alors très facilement dans le parenchyme de la paroi vésicale même ; celle-ci peut être perforée aisément, la paroi vésicale étant, à l'état normal, assez mince. On ne se rend compte de la lésion de la vessie, généralement, que lorsque la perforation est déjà effectuée et que l'urine arrive subitement sur le champ opératoire.

On peut être rendu attentif au danger de l'ouverture de la vessie, par ceci, que lorsque la séparation de celle-ci présente des difficultés, on voit apparaître dans le champ d'opération des veines très épaisses, celles de la paroi vésicale, de même que des faisceaux musculaires se présentent dans la plaie. Il paraît donc indiqué, dans les séparations difficiles, d'introduire une sonde exploratrice dans la vessie, et de marquer ainsi la limite de la paroi vésicale, de sorte qu'un doigt reste en contact permanent avec le bec de sonde.

Une fois la vessie ouverte, il est nécessaire, en vue d'éviter que l'urine continue à couler sur le champ opératoire, de fermer provisoirement l'ouverture de la vessie par quelques sutures dont on laisse les extrémités longues, de terminer l'opération et, celle-ci accomplie, de tirer en avant la partie de la vessie traitée, au moyen des rênes; puis de coudre enfin définitivement.

Si la paroi vésicale est suffisamment épaisse, on coud avec du catgut un étage profond et l'on effectue par-dessus, un second étage de suture à la soie. Si les bords de la vessie sont fortement maltraités, on les lisse avec les ciseaux, ou on détache les bords fortement meurtris et l'on suture définitivement les bords de la blessure qu'on a ainsi mis en contact.

Les blessures vésicales traitées de la sorte donnent lieu à un pronostic excellent; on peut même, par exemple, après des extirpations vaginales totales, faire sans inconvénient la reposition de la vessie suturée, et fixer le péritoine vésical au péritoine pariétal.

Si l'on veut prendre des précautions spéciales, on n'opère pas complètement la fermeture du péritoine, mais on glisse vers l'endroit de la suture une bande de gaze servant de drain.

Pour prévenir l'immigration de fils dans la vessie, on emploie pour la suture, que la plupart des auteurs considèrent ne pouvoir être faite en toute sécurité qu'avec de la soie, la soie la plus fine possible. Il est toujours nécessaire, dans des cas semblables, d'introduire une sonde à demeure avec drainage permanent, et plongeant dans un vase de liquide désinfectant.

Dans la laparotomie, on peut, dans diverses circonstances, causer des lésions de la vessie ; celle-ci est meurtrie soit lors de l'ouverture de l'abdomen, soit en faisant des opérations dans la cavité péritonéale ; ce cas se produit surtout lorsque la vessie est tirée en haut contre une tumeur, par l'influence des adhésions ou encore lorsque la vessie est tirée contre la paroi abdominale antérieure en cas de persistance de l'urachus. La paroi vésicale est alors devenue si mince, par l'étirement, que l'on croit traverser encore une couche de la paroi abdominale, alors qu'en réalité on ouvre la vessie. Une autre circonstance facilite la lésion de la vessie, lorsqu'on est obligé, dans des opérations de tumeurs utérines, de détacher la vessie de l'utérus par voie abdominale ; elle peut alors être déchirée de la même manière que cela se produit au cours des opérations vaginales.

Enfin il peut arriver, lors du traitement extra-péritonéal du pédicule, après des opérations de myômes, qu'une partie de la vessie reste pincée dans la ligature élastique et tombe ainsi ultérieurement en gangrène. Les lésions récentes de la vessie doivent être soignées aussitôt qu'on les a reconnues. Evidemment on renoncera ici à la fermeture complète de la lésion abdominale, par crainte du danger d'infiltration de l'urine. Il faudra placer, après suture, l'ouverture de la vessie extrapéritonéalement. Ensuite on fixera par suture le péritoine vésical au péritoine pariétal, autour de l'ouverture de l'abdomen, et on posera un drain dans la plaie vésicale, à moins que l'on ne préfère fixer le péritoine au péritoine, et introduire un siphon dans la vessie par la plaie vésicale. Si l'on a complètement suturé la vessie, on y place en tout état de cause une sonde à demeure.

Lorsque après l'ouverture de la cavité abdominale il se présente une tumeur dont les conditions anatomiques ne sont plus très nettes, il faut s'attendre à tout moment à la possibilité d'une distorsion de la vessie, et à sa fixation à la tumeur ; il faut donc prendre les mesures de précautions nécessaires, afin de pouvoir se rendre compte exactement de l'extension de la vessie et de sortir celle-ci par des mesures convenables du champ d'opération.

L'introduction d'une sonde exploratrice dans la vessie dans des cas semblables ne donne pas des résultats absolument sûrs, car il n'est pas toujours possible de pénétrer avec la sonde dans la partie de vessie en question, à cause de la disposition bizarre que présente souvent celle-là.

Le moyen qui donne les meilleurs résultats est le remplissage de la vessie après ouverture de l'abdomen. A mesure que l'eau arrive dans la vessie sous une certaine pression, on voit se lever la partie de la paroi vésicale qui s'est détachée de la tumeur, et comme le liquide de remplissage coule même par les communications les plus fines dans les plus petits replis de la vessie, celle-ci est marquée distinctement dans tout son contour par sa forme et sa fluctuation.

La nécrose secondaire d'une partie de la paroi vésicale provenant de ce qu'elle a été attirée et attachée par une ligature élastique, peut conduire ou à la formation d'une fistule vésico-abdominale (c'est le cas le plus favorable), ou lorsque l'ouverture de la vessie qui se forme ultérieurement se trouve au-dessous de la surface du moignon, il survient une péritonite mortelle.

Une fistule vésico-abdominale peut être l'objet d'un traitement chirurgical lorsque le détachement du moignon de ligature et la cicatrisation définitive ont eu lieu. On peut alors procéder de plusieurs manières : si la fistule vésicale est petite, une cautérisation répé-tée suffit souvent pour la fermer ; s'il existe de grands déficits de la paroi vésicale, on couvre ceux-ci soit par la méthode plastique au moyen de lambeaux pris dans la paroi abdominale, ou bien on dégage les bords fistulaires, on les avive et on fait une suture complète de la vessie, avec toutes les mesures de précautions secondaires qui paraissent indiquées pour une ferme-ture chirurgicale de la vessie.

Les lésions vésicales dans l'herniotomie et la litho-tripsie, leur diagnostic et leur traitement, ont déjà été traitées dans un chapitre spécial.

XXXIV

TAILLE HYPOGASTRIQUE

On fait immédiatement au-dessus de la symphyse, dans la ligne médiane, une section, on ouvre la ligne blanche et après avoir tiré de côté les muscles droits on arrive dans le *cavum Retzii*, rempli d'un tissu graisseux lâche. Celui-ci est parcouru par de grosses veines qu'on sort du champ d'opération en poussant la graisse latéralement et en haut, sans employer des instruments tranchants. Les bords de la plaie sont maintenus écartés par des crochets émoussés. Sous cette graisse on palpe dans la profondeur la vessie. Une fois qu'on y est arrivé, on remplit celle-ci d'eau stérilisée, de sorte qu'avec l'extension progressive de la vessie, on voit celle-ci s'élever comme un corps arrondi au-dessus de la symphyse, et en même temps se présente la partie de la vessie non recouverte par le péritoine. La vessie même apparaît d'une couleur d'un brun-rouge, sa surface est parcourue par de grands vaisseaux disposés en grille par le réseau musculaire, tandis que dans l'angle supérieur de la plaie on distingue, comme un pli bleuâtre, la portion visible du péritoine. On adapte alors un crochet émoussé dans l'angle supérieur de la plaie abdominale, et en cas de nécessité, si le champ libre de la vessie était trop petit, le pli péritonéal pariétal est repoussé en haut et, directement au-dessous, on fixe dans la vessie un petit crochet pointu maintenu par un assistant. L'ouverture de la vessie a lieu de la manière suivante : en dessous du petit crochet pointu on pousse un bistouri effilé, jusqu'à ce que la paroi vésicale soit traversée ; après on sectionne vers le bas. A ce moment il va sans dire que le contenu de la vessie inonde le champ d'opération ; le liquide est épongé, et l'on peut alors inspecter l'intérieur de la vessie. Pour rendre la cavité vésicale facilement accessible, on introduit dans la vessie soit des petits spéculums appropriés, ou des crochets de Dittel.

S'il s'agit d'éclairer l'intérieur de la vessie, on introduit un cytoscope à travers l'ouverture vésicale dans la cavité, et on l'éclaire en portant la petite lampe à l'incandescence.

Beaucoup de chirurgiens préfèrent fixer la vessie par quelques sutures à la paroi abdominale, avant de l'ouvrir, de manière à ce que celle-ci ne puisse pas s'affaisser en arrière après l'ouverture. Si on laisse à ces sutures de fixation des extrémités longues, on peut s'en servir éventuellement pour écarter l'ouverture de la vessie, au lieu d'employer les spéculums qu'on y introduit. Si l'on vient à constater que l'ouverture que l'on a pratiquée par la simple coupe de la vessie n'est pas assez grande, ni praticable pour la manipulation à opérer, on fait, outre la première section verticale, une ou deux sections latérales perpendiculaires à la première, de sorte qu'en écartant les bords de l'ouverture, la vessie s'ouvre largement. L'accès peut aussi être facilité d'avance en entaillant avec le scalpel les muscles droits.

Il est évident que la vessie doit être lavée avec un

liquide désinfectant, avant qu'on procède à l'opération. Par contre, il est important de ne remplir la vessie qu'après ouverture de la paroi abdominale, et en profonde narcose. D'une part, l'extension progressive de la vessie se marque mieux ; d'autre part, on ne risque pas que, lors de la période d'excitation de la narcose, la vessie risque de se rompre par suite des contractions violentes. Du reste, on ne dilatera par le remplissage que les vessies dont les parois ont encore une certaine élasticité. Si cette élasticité fait défaut, de sorte qu'on ne puisse pas remplir la vessie, la paroi vésicale pourra être rendue visible dans l'ouverture en procédant comme suit : après avoir ouvert le *cavum Retzii*, on introduit dans la vessie à travers l'urèthre une sonde cannelée forte, qui fait apparaître la vessie en poussant la sonde contre la paroi. On ouvre alors la vessie sur la sonde cannelée.

Le traitement subséquent, tel qu'il est pratiqué à Vienne suivant la méthode de Dittel et tel qu'il a été développé par Zuckerkandl, consiste dans les manipulations suivantes : étant donné que la paroi vésicale est normale, et que les bords de la vessie n'ont pas été trop meurtris pendant l'opération, on peut faire une suture complète de la vessie. On choisit la suture à nœuds ; le matériel employé doit être du catgut ou de la soie la plus fine. Mais lorsqu'on a complètement fermé la vessie, l'espace prévésical doit être en tout cas légèrement tamponné, et les extrémités des bandes des tampons doivent sortir par l'ouverture abdominale. Cette dernière est quelque peu rapetissée par des sutures aux angles supérieurs et inférieurs de la plaie. La tamponnade n'est changée que si le besoin s'en fait sentir ; elle n'est enlevée définitivement que

lorsque la plaie est recouverte de granulations d'un
rouge vif, vigoureuses et compactes. Une sonde à
demeure est introduite dans la vessie, et y est laissée
jusqu'à complète guérison de la suture vésicale. Cette
sonde est fréquemment et soigneusement irriguée au
moyen de petites quantités d'eau chaude, et stérilisée,
afin de prévenir une incrustation de son extrémité
vésicale ; on peut aussi changer la sonde à demeure
tous les deux jours.

Si l'on ne ferme pas complètement la plaie vésicale,
on se sert pour le drainage permanent du tube coudé
de Dittel. Celui-ci consiste en un petit tube de verre
recourbé à angle droit, dont l'une des extrémités ar-
mée d'un drain court est introduite dans le fond de la
vessie. L'autre extrémité est reliée à un long tuyau en
caoutchouc plongeant dans un liquide désinfectant.

Avant l'introduction de ce tube coudé, la vessie est,
au moyen de quelques sutures de catgut, disposée de
telle façon que le centre de la blessure vésicale reste
cependant ouvert.

S'il est nécessaire de tamponner la vessie, ce
tamponnement peut avoir lieu sans difficulté autour du
tube coudé. Celui-ci est mis en fonction en injectant
dans la vessie, par le tube de caoutchouc et avant
l'introduction du tube dans la vessie, de l'eau stérilisée chaude, ou une solution d'acide borique à 3 p. 100 ;
le tube de caoutchouc est ensuite plongé dans un vase
rempli du liquide désinfectant. De cette façon, on
établit une colonne de liquide ininterrompue depuis
la vessie jusque dans le vase en question. L'espace
prévésical est ensuite de nouveau légèrement tamponné
et on place sur le tout un pansement antiseptique.

Comme le tube de verre du siphon sort du pansement, on est à tout moment en mesure de contrôler le fonctionnement du siphon, et si celui-là devait éventuellement être interrompu, on le rétablirait en injectant le liquide par l'extrémité extérieure du tuyau. Six à huit jours environ après que la blessure vésicale s'est bien recouverte de granulations autour du tube coudé, on remplace celui-ci par un cathéter dè Nélaton, et on peut aussi, pour assurer un écoulement par le bas, placer une sonde à demeure dans la vessie, à travers l'urèthre. Après une nouvelle période de huit jours, on sort le drain de la blessure vésicale, et on favorise la guérison de la fistule par compression à l'aide de bandes d'emplâtre adhésif. On peut enlever la sonde à demeure quelques jours après avoir enlevé le tube de la paroi abdominale.

La position la plus commode de la malade pour l'opération de la taille hypogastrique, est la position déclive de Trendelenburg.

L'ouverture de la vessie par le vagin a lieu en attirant en bas la cloison vaginale postérieure par l'introduction d'un spéculum de Martin et en poussant une sonde conductrice volumineuse à travers l'urèthre dans la vessie, en retroussant la paroi vésicale droit au-dessus du trigone, en perforant la vessie en cet endroit et en sectionnant la paroi vers le haut. On facilite l'accès de l'intérieur de la vessie, soit par des sutures de fixation et en tendant leurs extrémités qu'on a laissées longues; ou bien, on introduit des écarteurs dans la vessie. On peut pousser la paroi vésicale depuis la paroi abdominale contre le scalpel et faciliter ainsi l'opération. L'accès à la vessie, par la taille vaginale, n'est pas aussi complet que par la taille hypogastrique.

Le traitement subséquent s'effectue en réunissant les lèvres de la plaie par une suture hermétique.

Pour établir cette suture, il est également recommandé de faire la suture à nœuds au fil de soie ou la suture d'argent avec l'aiguille de Collin. Si l'on ne fait pas de suture, on draine la vessie avec des bandes iodoformées et on laisse la guérison s'effectuer par granulation, ce qui d'ordinaire a lieu très rapidement. Mais si l'on ne fait pas de suture, il faut agrandir un eczéma, provoqué par l'urine, à l'aide d'un tamponnement du vagin et en faisant des onctions sur les parties génitales extérieures. On peut aussi agrandir l'ouverture de la vessie dans la taille vésico-vaginale en pratiquant une ou deux sections perpendiculaires à la première.

Si l'on fait une taille hypogastrique dans le but d'établir une fistule, l'ouverture de l'espace prévésical et la mise à découvert de la vessie sont exécutés comme dans la taille hypogastrique ordinaire. Toutefois on fixe les parois de la vessie, avant ouverture de celle-ci par des sutures, à la partie inférieure de la plaie cutanée. La partie supérieure de la plaie est ensuite fermée complètement par des sutures. La partie suturée de la vessie est incisée, la muqueuse vésicale est également cousue extérieurement aux bords de la plaie; de cette manière la fistule est établie, on place dans celle-ci un cathéter; une fois la granulation des bords complète, on peut remplacer ce cathéter par un appareil de fermeture. Celui-ci consiste en un bouton perforé, en forme d'haltère, à l'extrémité périphérique duquel est adapté un tuyau de caoutchouc, ou bien on choisit un tuyau à l'extrémité duquel sont adaptés deux ballons de caoutchouc placés à quelque distance l'un de l'autre. Ces ballons doivent être gonflés au moyen d'un second tuyau. On pousse un de ces ballons à l'intérieur de la vessie, de sorte que celui qui reste à l'extérieur repose sur la paroi abdominale; ensuite on gonfle les deux ballons et on ferme par des pinces les tuyaux de communication. De cette manière le cathéter est fixé par la pression réciproque des ballons remplis d'air, la fistule vésicale est tamponnée et paraît fermée, de sorte que l'écoulement de l'urine à côté du ballon de caoutchouc armé d'une sonde devient impossible.

L'extirpation totale de la vessie s'exécute en la libérant de son enveloppe péritonéale et en la dégageant de ses points d'attache avec l'utérus et la symphyse. On se ménage un accès en mettant la vessie suffisamment à découvert par une section de la paroi abdominale. On peut employer à cette occasion la même incision que celle qui est faite dans la taille hypogastrique; en cas de nécessité et si les bords de l'ouverture ne se laissent pas suffisamment écarter, on entaille les muscles droits ou on les détache complètement du bord du bassin, ou enfin on débute tout d'abord par une section transversale, au-dessus de la symphyse. Les opérations sur les os, telles que l'ablation avec la gouge d'un morceau de la symphyse, ou la résection ostéoplastique de la symphyse ne sont pas nécessaires chez la femme.

Pour déblayer suffisamment le champ opératoire, on tamponne préalablement fortement le vagin. Pour reconnaître les urétères, on les sonde également avant le commencement de l'opération. Après ouverture de la cavité prévésicale, on élargit la plaie à l'aide d'écarteurs puissants et on remplit ensuite la vessie au maximum par l'urèthre. Ensuite on continue l'opération en séparant la vessie du repli péritonéal qui se présente et en continuant à pénétrer, en décollant à l'aide d'instruments mousses. Cette séparation réussit d'habitude très facilement. Si le péritoine se déchirait à un endroit quelconque au cours de cette manipulation, on fermerait immédiatement la solution de continuité du péritoine.

La vessie se laisse également facilement détacher, sur les côtés, de son tissu conjonctif lâche. On ne doit rompre ensuite que deux points d'attache solides, à savoir celui avec la symphyse dans la direction du ligament arciforme, ainsi que celui avec l'utérus. Ces attaches ne se laissent souvent pas détruire avec un instrument mousse, mais il faut fréquemment donner de petits coups de ciseaux. Si, après cela, on arrive à la couche intermédiaire entre la vessie et l'utérus, l'hémorragie n'est généralement pas très considérable, il n'y a de fortes pertes de sang que de quelques veines et ces hémorragies peuvent facilement être arrêtées par un tamponnement.

Si l'on est obligé de sacrifier également le trigone, on sectionne les urétères et on sort tout d'abord les sondes urétériques par la plaie abdominale. Le reste de l'opération d'enlèvement de la vessie a lieu maintenant de nouveau par en haut en coupant la communication dans la direction du ligament arciforme et en détachant la vessie de l'urèthre. Les vaisseaux de l'urèthre qui pendant cette manipulation viennent à être ouverts, sont immédiatement saisis et ligaturés. Parfois on ne se décide à l'extirpation totale que lorsque, après ouverture de la vessie par taille hypogastrique, on est arrivé à la conviction qu'il ne faut pas songer à la guérison radicale par tout autre moyen. Dans ce cas, on referme provisoirement la vessie, pour prévenir l'écoulement de l'urine sur la plaie ou sur une déchirure qu'on aurait éventuellement faite au péritoine. Cette fermeture s'effectue le mieux par des sutures de forte soie, dont les longues extrémités peuvent servir de rênes pour diriger la vessie.

La suite de l'opération dépendra du mode de traitement que l'on adoptera pour les urétères. On peut, soit implanter des urétères dans le vagin et plus tard fermer ce dernier par occlusion vaginale ou par une prothèse correspondante fonctionnant comme urinal, soit suturer les urétères à la partie postérieure de l'urèthre. Dans le premier cas on extirpera complètement l'urèthre; dans le second cas, on fendra les urétères à leur moignon périphérique et on incisera l'urèthre latéralement à deux endroits, on implantera les urétères et on fermera la partie centrale de l'urèthre par des sutures dans la direction de l'orifice interne.

Il va sans dire qu'après enlèvement des tampons, il faut faire une hémostase complète; la cavité de la blessure doit, en tout cas, être drainée en haut et en bas. Si l'on peut maintenir le trigone, c'est un grand avantage pour le pronostic relativement aux reins parce que les sphincters existant à l'extrémité du trigone vers les urétères constituent un rempart contre l'infection des reins. Pour le traitement du trigone et, respectivement, pour la substitution de la vessie, on a le choix entre deux moyens : on peut, soit coudre le trigone dans la plaie abdominale et y adapter, après guérison, un urinal approprié, soit implanter le trigone dans l'S iliaque suivant la méthode de *Maydl*.

XXXV

EXCISION TOTALE DE LA MUQUEUSE VÉSICALE

L'excision totale de la muqueuse vésicale s'exécute de la manière suivante : après ouverture de la vessie par taille hypogastrique, on écarte fortement les lèvres de la plaie au moyen des crochets écarteurs de Dittel ; on éclaire l'intérieur de la vessie avec un cystoscope qu'on y a introduit et en extirpant degré par degré la muqueuse vésicale avec les ciseaux et la pincette. Après excision totale de sa muqueuse, la vessie tout entière est tamponnée avec de la gaze iodoformée, dont les bandes sortent par l'ouverture vésicale et on introduit un tube coudé de Dittel. Il convient de fixer les bords mêmes de la vessie à l'ouverture pratiquée à la paroi abdominale. Après vingt-quatre ou trente-six heures, le tamponnement est renouvelé et cette opération est poursuivie, jusqu'à ce que l'intérieur de la vessie soit recouvert de granulations. Le traitement subséquent est le même que celui de la taille hypogastrique.

XXXVI

PONCTION DE LA VESSIE

La ponction de la vessie est indiquée lorsque l'évacuation rapide de la vessie est nécessaire, mais la voie naturelle étant obstruée. Cette occlusion peut se produire par le fait qu'une constriction devient imperméable ou qu'à l'occasion d'un accouchement, la vessie étant pleine, le canal uréthral est pressé de telle sorte par le fœtus que le cathétérisme paraît impossible. On peut choisir entre divers modes d'opération, suivant que l'on veut vider la vessie momentanément, ou que l'on veut utiliser longtemps l'ouverture résultant de la ponction pour procurer à l'urine un écoulement régulier.

Dans le premier cas on ponctionne la vessie avec un trocart capillaire que l'on met en relation avec un aspirateur, de préférence avec celui de Potin. On vide le contenu de la vessie au moyen de la pompe; ceci fait, on enlève le trocart et on abandonne à elle-même la petite ouverture causée par l'instrument. L'extraordinaire étroitesse de cette ouverture et le chevauchement des divers plans qui se produit après l'enlèvement du trocart, ne font pas craindre une infiltration d'urine.

Si l'on veut maintenir longtemps l'ouverture de la ponction, on emploie pour la perforation de la vessie un trocart de Fleurant. Celui-ci est courbé en demi-

cercle et la canule est munie à son extrémité périphérique d'un pavillon qui, après l'enlèvement de la
pointe, sert à retenir ladite canule.

En ce qui concerne maintenant l'exécution de
l'opération, elle a lieu en marquant avec l'ongle la
place de la perforation, en poussant rapidement et
énergiquement la pointe du trocart jusqu'à ce qu'on
ait le sentiment qu'on a pénétré dans la cavité vésicale. Ensuite on retire la pointe et on vide la vessie
par la canule. Celle-ci est alors fixée en tirant à travers les trous du pavillon des fils qu'on fixe à la peau
avec des bandes d'emplâtre adhésif.

En ce qui concerne l'endroit de perforation pour
les deux espèces de ponction, ce point est déterminé
suivant que la vessie est accessible par l'abdomen ou
par le vagin. Dans le cas de rétention de l'urine par
suite de stricture, on ponctionne par l'abdomen. On
s'assure, par la percussion, de la position de la vessie
et de l'absence d'anses intestinales entre la vessie et
la paroi abdominale et l'on perce ensuite dans la ligne
médiane dans le centre de la tumeur qu'on a déterminée. Si la vessie n'est plus facilement accessible
par le haut, par exemple *intra partum* ou si une cystocèle remplie d'urine est pressée dans la vulve, et si
cette cystocèle constitue un empêchement à l'accouchement, on ponctionne la vessie par le vagin. Si l'on
veut maintenir longtemps ouverte la ponction faite au
moyen du trocart de Fleurant, on enlève au bout de six
à huit jours environ la canule du trocart; à ce moment le canal formé par la perforation est déjà complètement en état de granulation et on introduit à
travers celui-ci un cathéter de Nélaton de l'épaisseur
voulue, que l'on fixe de la manière connue.

XXXVII

LITTÉRATURE

ALBARRAN. — Indications et manuel opératoire de la taille hypogastrique transversale. — Ann. des mal. des org. génito-urin.,
t. XI, fév. 1893, p. 81.

ALBARRAN. — Sur la réunion complète par première intention
après la taille hypogastrique dans les tumeurs de la vessie. Ann.
des mal. des org. génito-urin., t. IX, déc. 1891, p. 834.

ANGERER. — Der hohe Steinschnitt und seine Bedeutung für die
Extraction von Fremdkörpern aus der Blase. Annalen der städt.
Krankenhäuser in München., t. VI.

AUDRY. — De la taille sus-pubienne médio-latérale et médio-bila-
térale. Arch. prov. de chir., t. V, 1896, n° 1, p. 35.

ALEM. — Etude sur la pneumaturie. Ann. des mal. des org.
génito-urin., t. IV, 1886, avril, p. 228.

AUE. — Zur Frage von den Brüchen der Harnblase. Chir. Westnik,
1890.

M. ARNOULD. — Polype de l'urètre... Ann. des mal. des org. génito-urin., t. VIII, 1890, août, p. 490.

ALBARRAN et LLURIA. — Cathétérisme permanent des urétères.
La médecine moderne, 2e année. Paris, 1891, n° 28, p. 524.

ALEXANDER. — Einige Mittheilungen über die Ausscheidung des
Methylenblaus im Harne. Deutsche med. Wochenschrift, 1893,
n° 10.

ALBERT. — Die Blasennaht und die Sectio alta. Wiener med.
Presse, 1894, n° 1.

ASCHOFF. — Ein Beitrag zur normalen und pathologischen Anatomie der Schleimhaut, der Harnwege und ihrer drüsigen
Anhänge. Virchow's Archiv, 1894, t. CXXXVIII.

AUGAGNEUR. — Observations d'abcès sous-urétraux chez la femme,
Prov. méd., 1894, n° 13, p. 145.

ALBARRAN. — Sur 80 cas de lithotritie. Congrès français de chirurgie, 1895.

ALBARRAN. — Une nouvelle variété d'incontinence d'urine, Ann.
des mal. des org. génito-urin., t. XIII, 1895, déc., p. 1057.

ALBERTI. — Ueber Cystotomia suprapubica nach Witz mit Kran-
kenvorstellung. Gynäkologische Gesellschaft zu Berlin. Sitz.
vom 24. Januar 1896.

ALBARRAN. — Résultats de l'intervention chirurgicale dans les
tumeurs de la vessie. Ann. des mal. des org. génito-urin.,
t. XV, 1897, août, p. 785.

ALEXANDER. — Eine Methode zur Verbesserung der auf operativem
Wege nicht zu beseitigenden Incontinentia urinae. The
Lancet, 1897, july.

BRUN. — Bull. et mém. de la Société de chirurgie de Paris, 1885,
t. III, 5.

BLANC. — Prolapsus de la muqueuse uréthrale chez la femme et
en particulier chez la petite fille. Ann. des mal. des org. génito-urin., t. XIII, 1895, juin, p. 523.

BOZEMANN. — The aftertraitment of kolpo-urethro-cystotomy and
other similar operations by a new system of continous irriga-
tion and drainage. New-York med. Journ., t. XLIX, p. 592-595.

BRENNER, NITZE, 16. Congress der deutschen Gesellschaft für Chirurgie. Elektro-cystoskopie.

BUMPKE. — Zur Lehre von Inversion und Prolapsus der Blase.
Jahrbuch für Kinderheilkunde, t. XXIX, p. 418-420.

DE BARJ. — Ueber zwei Fälle von Cysten der weiblichen Harnröhre.
Virch. Arch., t. CVI.

C. BRAUN. — Reposition eines hühnereigrossen Steines. Extraction der Frucht.

BANGS. — A contribution tho the subject of cystic-tuberculosis.

BAZY. — Tumeur de la vessie chez la femme. Taille hypogastrique.
Progr. méd., 1886, n° 30, p. 620.

BERESKIN, WEDENSKY, NICOLSKY, SKLIFASSOFSKY, EBERMANN. — Ueber
Lithotripsie und Cystotomie. Congress russ. Aerzte in Moskau,
1887.

BUMM. — Die gonorrhoische Mischinfection beim Weibe. Deutsche
med. Wochenschrift, 1888, n° 49.

BATTLE. — Fall von tub. Ulceration der Blase. The med. Press.,
1889, V, 30.

BSOHL. — Die Exstirpation der Harnblase und die Totalexcision
der Blasenschleimhaut. Wiener med. Presse, 1890, n° 30.

BRENTANO. — Demonstration eines Blasensteines. Sectio alta bei
einem sechzehnjährigen Mädchen Freie Vers. der Chir. Berlin,
1895, 11 nov.

v. BRAMANN. — Die temporäre Resection der Symphyse als Hilfso-
peration bei Exstirpation von Blasentumoren. Verhandl. der
Gesellschaft deutscher Naturforscher und Aerzte. Halle a. S.,
1891.

BAZY. — De l'origine infectieuse de certaines cystites dites « a frigore » ou rhumatismales et goutteuses. Ann. des mal. des org. génito-urin., t. IX, 1891, août, p. 551.

BAZY. — Étude sur quelques cas de corps étrangers de la vessie. Ann. des mal. des org. génito-urin., t. IX, 1891, janv., p. 1.

BASTIANELLI. — Sulla technica della cistotomia soprapubica. Estr. dal Boll. della Soc. Lancis. 1891, febr.

BERCZELLER. — Blasenverletzung, hervorgebracht durch einen Decapitationshaken. Budapesti kir. orvoses, 1889, november.

BAZY. — Du tamponnement de la vessie et des pinces à demeure après la taille hypogastrique. Ann. des mal. des org. génito-urin., t. XI, 1893, mars, p. 182.

BARDENHEUER. — Totalexstirpation der Blasenschleimhaut wegen Tuberculose. Gynäkologische Gesellschaft zu Köln. a. Rh. 1893, I, 5.

BIVONA. — Estrazioni col taglio ipegastrico di un calcolo vesicale, formatosi attorno di una forcina. Riforma med., 1893, 1, 13.

BARDENHEUER. — Blasenstein nach Dermoiddurchbruch. Gynäkologische Gesellschaft zu Köln. a. Rh. Stiz. vom 15, juni 1893.

BARLOW. — Beiträge zur Aetiologie, Prophylaxe und Therapie der Cystitis. Arch. für Dermat. und Syph. 1893, t. XVII.

BRISSON. — De divers procédés d'extraction des corps étrangers intra-vésicaux. Thèse de Paris. Steinheil, 1893.

BURKHARDT and FENWICK. — Atlas of electric cystoscopy. London, Churchill, 1893.

BUCHNER. — Ein Fall von Myom der weiblichen Harnröhre. Zeitschrift für Geb. u. Gyn., 1894, nᵒ 1.

BASTIANELLI. — Il diplococco di Fraenkel quale causa di cistite purulenta. Bull. della soc. lancis. degli ospidal. di Roma. 1894, t. II.

BRÖSE. — Aetiologie, Diagnose und Therapie der weiblichen Gonorrhoe. Deutsche med. Wochenschrift 1894, nᵒˢ 16-18.

BROSIN. — Gynäkologische Gesellschaft zu Dresden. Sitz. vom 12. Juli 1894.

BURCKHARDT. — Zur Frage der primären Blasennaht. Orig.-Mittheilung. 1895.

BOCK. — Un cas d'urétrocèle chez la femme. La clinique de Bruxelles, 1895, t. VII, p. 449-452.

BOURSIER. — De l'urétrocèle et de ses variétés. La méd. mod., 1895, nᵒ 69, p. 568.

BAGET. — Stricture of the urethra in women. Med. News, 1895, p. 240.

BALDY. — Die Behandlung der Blasenbeschwerden bei Frauen durch Dilatation der Urethra. Med. Rec. Februar 1896.

BROCA. — Le prolapsus de l'urètre chez les petites filles. Ann. de gyn, 1896, mars, p. 212.

BOURSIER. — De l'incontinence d'urine dans les prolapsus utérins au début; son traitement opératoire. Semaine méd., 1896, septembre, p. 370.

BAURY. — Contribution à l'étude des fibro-myomes péri-urétraux chez la femme. Thèse de Paris. Steinheil, 1896.

BRIK. — Ueber Leukoplakia vesicæ. Wiener med. Presse, 1896, nos 36 und 37.

BOSSE. — Ueber das primäre Carcinom der Urethra beim Manne und beim Weibe. Inaug.-Diss. Göttingen, 1897.

BANZET. — Traitement des cystites tuberculeuses. Ann. des mal. des org. génito-urin., t. XV, 1897, juin, p. 561.

COLLEY. — Ueber breitbasige Zottenpolypen der menschlichen Harnblase und deren Uebergang in maligne Neubildung. Deutsche Zeitschrift für Chirurgie, t. XLIX, p. 523.

COCRAM. — A remarkably distended bladder. Med. News, vol. XLIII, no 23.

COUVÉE. — Beitrag zur Lehre der Sectio alta. Inaug. Diss. Leyden, 1886.

CHIARI. — Ueber die anatomischen Verhältnisse eines primären Blasensarcoms. Prager med. Wochenschrift, 1886, n° 50.

CAILLÉ. — Journal of med. sciences. 1888, mai.

CHALEIX-VIVIE. — Des nevralgies vesicales. Thèse de Paris. Steinheil, 1888.

CHROBAK, C. BRAUN, DITTEI, G. BRAUN. — Litholapaxie nach Dilatation der Urethra. Gynäkologische Gesellschaft in Wien. Sitz. von 14. Januar 1890.

CAHEN BRACH. — Die Urogenitalblenorrhoe der kleinen Mädchen. Intern. klin. Rundschau, 1892, n° 30.

CHROBAK. — Enuresis. Wiener med. Blätter, 1892, p. 393.

CONDAMIN. — Énorme distension vésicale par fibrome utérin, ablation de celui-ci, disposition particulière de la vessie ayant gêné considérablement cette opération. Lyon méd., 1893, t. LXXIV, n° 47, p. 493.

CHAMPIONIÈRE. — Blasenstein um eine Haarnadel. Bull. et mém. de la Soc. de chir. Paris, 1893, jan.

CONDAMIN. — Note sur une observation de fibrome juxta-urétral du vagin. Arch. prov. de chir., t. III, 1894, n° 9.

CLADO. — De la résection de la vessie pour tumeurs. Arch. gén. de méd., 1894, p. 272, 483, 381.

CUZZI UND RECINELLI. — Vorfall der Schleimhaut der weiblichen Harnröhre. Morgagni, 1894, december.

CULLEN. — Abscess in the urethrovaginalseptum. The John Hopkins hospital bulletin, april 1894.

MC. CARTNEY. — Retention of urine for eleven days. Med. News, sept. 1894.

CONDAMIN. — Observation d'abcès sous-urétral chez la femme. Prov. méd., 1894, avril, n° 16, p. 181.

CLADO. — Traité des tumeurs de la vessie. Paris. Steinheil, 1895.

CASPER. — Der Katheterismus der Ureteren. Deutsche med. Wochenschrift, 1895, n° 7.

CURTIS. — Wounds of the bladder in operations for hernia. Annals of surgery, 1895, juni.

COURSIER. — Traitement des cystites chroniques rebelles chez la femme par le curettage vésical pratiqué par la voie urétrale. Thèse de Paris, Steinheil, 1894.

CASPER. — Die frühe und exacte Diagnostik der Tuberculose des Harntractus. Berl. klin. Wochenschrift, 1896, n° 17.

CARTER. — Ueber Enuresis nocturna. The Lancet, 1896, I, 25.

COE. — Eine Cyste der Urethra bei einem zwei Wochen alten Mädchen. Med. Rec. März 1897.

DUMONTPALLIER. — Revue de l'hypnotisme et de la psychologie physiologique. Paris, 1890, avril.

DESNOS. — Du tamponnement de la vessie après la taille hypogastrique. Ann. des mal. des org. génito-urin., t. XI, 1893, janvier, p. 20.

DESGUIN. — Polype de l'urètre et de la vessie ; excision par l'urètre et par la cystotomie sus-pubienne, guérison. Ann. Soc. belge de chir., 1895, janv. et févr., 1.5

DUMORET. — Cystopexie pour la cure de la cystocèle vaginale. Ann. de gyn., t. XXXIV, 1890, juillet, p. 28.

DELBLANCO. — Cystitis und Urethritis cystica und über die Septenbildung in der Schleimhaut der ableitenden Harnwege.

DOHRN. — III. Congress der Deutschen Gesellschaft für Gynäkologie.

DUMESNIL. — Ueber die sogenannte gonorrhoische Blasenentzündung. Virch. Arch., t. CXXVI, Heft 3.

DITTRICH. — Ueber zwei Fälle von primärem Sarkom der Harnblase. Prager med. Wochenschrift, 1889, n° 48.

DUDLEY. — Blasenstein um eine Haarnadel. Am. Journ. of obstetr., 1889, july.

DECÈS. — Fissures du col de la vessie guéries par la dilatation. La Presse méd. belge, t. XLII, 1890, n° 7, p. 104.

V. DITTEL. — Hundert Blasensteinoperationen. Wiener klin. Wochenschrift, 1890, n°s 5-12.

E.-H. DIETZ. — Étude clinique et expérimentale sur la suture de la vessie après la taille hypogastrique. Thèse de Paris, Stein-heil, 1890.

DELEFOSSE. — De la suture vésicale. Ann. des mal. des org. génito-urin., t. VIII, 1890, octobre, p. 585.]

DREIFUSS. — Die antiseptische Wirkung des Salols auf die Harnorgane bei innerlicher Anwendung desselben. Intern. klin. Rundschau, 1890, n° 15.

v. DITTEL. Ueber Fremdkörper in der Harnblase. Wiener klin. Wochenschrift, 1891, n° 12.

v. DITTEL. — Ueber endovesicale Täuschungen. Ibidem, n° 24.

v. DITTEL. — Zur Punctio vesicae abd. lat. obl. nach Dr. Schopf. Ibidem, n° 48.

v. DIYTEL. — Hundert Blasensteinoperationen (700-800). Ibidem, 1894, n° 33, u. ff.

DIONISIO. — Sull' enuresis nocturna devuta ad alterazioni naso-faringei. Giorn. della R. accad. di med. di Torino, 1893, IV.

DELEFOSSE. — La pratique de l'antisepsie dans les maladies des voies urinaires. Paris, Baillère et fils, 1893.

LE DENTU. — Deux cas de taille vésico-vaginale pour des cystites douloureuses. Bull. et mém. de la Soc. de Chir. de Paris. 1887, n.s., XIII, 102, 384.

DUNN. — Case of surgery of the urinary bladder. Ann. of. Surg., 1894, april.

DANDOLO. — Contributo alla technica della cistotomia soprapubica. Milano, 1891.

ESCAT. — Des cystites rebelles chez la femme. Ann. des mal. des org. génito-urin., t. XV, 1897. février, p. 136.

EHRENS. — Die Tuberculose der Harnröhre. Bruns. Beiträge zur klin. Chir., t. VIII.

ELLISON. — Fall von Durchbruch eines Fremdkörpers aus der Scheide in die Blase. Am. Journ. of obstetr., 1889. February.

ENGLISCH. — Ueber Taschen und Ausbuchtungen der Harnblase, 1894. Autoreferat.

ESCHERICH. — Ueber Cystitis bei Kindern. Verein der Aerzte in Steiermark, 26, 11, 1894.

ECKARDT. — Apparat. zum Ersatz des Sphinkter versicae, t. VI. Versammlung der deutschen gynäk. Gesellschaft in Wien, 1895.

EMMET. — A case and treatment of urethrocele. New-York med. Journ., 1888, X, 27.

EHRENDORFER. — Incontinentia urinae. Weiner klin. Wochenschrift, 1896, t. XV.

FEHLING. — Die Blase in der Schwangerschaft und Geburt. Ein Beitrag zur Cervixfrage.

Freyer. — Clinical remarks on the present position and scope of Litholapaxy. Brit. med. Journ., n° 1884.

Fabry. — Ueber die gonorrhoische Schleimhautaffection beim Weibe. Deutsche med. Wochenschrift, 1888, n° 40.

Fenwick. — Zottenpapillome. Ref. im Centralblatt für Krankh. der Harn und Sexual-organe, 1890.

v. Frisch. — Zur Pathologie und Therapie der Erkrankungen des Urogenitalapparates. Intern. klin. Rundschau, 1892, n° 11.

Filippow. — Ueber die Behandlung der eitrigen Cystitis mit Jodoformemulsion. Chir. Westnik, 1892. August.

Flatow. — Ein Fall periodischer Hämaturie bei einem elfjährigen Mädchen. Medic. Obosrenije. Moskau, 1893, n° 4.

Fenwick. — The cardinal symptoms of urinary diseases, etc. London. Churchill, I. 1893.

Fergusson. — Blasensteine. Edinburg. Med. Journ., märz, 1893.

v. Frisch. — Ueber operative Entfernung von Blasentumoren. Intern. klin. Rundschau, 1894, n° 5.

Fischer. — Zu den Stricturen der weiblichen Harnröhre. Centralblatt für Gynäkologie, 1895, n° 39.

Fenwick. — A lecture en the clinical significance of the simple solitary ulcer of the urinary bladder. Brit. Med. Journ., 1895.

Fenwick. — Epikrises of modern surgical progress for students and practitioners urinary surgery. Bristol. J. Wright and Co, 1895.

Fenger. — Fälle von Blasenhernie, angetroffen während der Operation wegen Leisten-und Schenkelbruch. Trans. of the Am. surg. association. Philadelphia, 1895, p. 321.

Feleky. — Beiträge zur Aetiologie der Harnröhrenstricturen. Wiener klin. Rundschau, 1895, n° 34.

Fenwick. — Abstract of notes upon a series of seventy operations for the removal of tumors from the urinary bladder. Brit. med. Journ., 1895.

Terrier et Hartmann. — Contribution à l'étude des myômes de la vessie. Revue de chirurgie. Paris, t. XV, 1895, p. 181-239.

Filden Brown. — Cases of Cystitis, Pyelonephritis and Pyonephrose due to Colon bacillus-Infection. Centralblatt für Chirurgie, 1896, n° 13.

Fritsch. — Handbuch der Gynäkologie, herausgegeben von Veit, II, Wiesbaden. Bergmann, 1897.

v. Frisch. — Zur Diagnose der tuberculösen Erkrankungen des Urogenitalsystems. Intern. klin. Rundschau, 1891, n° 28-30.

Gerhart. — Zottenkrebs der Blase. Gyn. Gesellsch. z. Köln a. Rhein. Siz. V, n° 2, 1892.

Guyon. — Des conditions suivant lesquelles se produisent les

hématuries vésicales et les hématuries rénales. Ann. des mal.
des org. génito-urin., t. XV, 1897, février, p. 113.

GARCEAU. — Some affections of the female bladder. Boston med.
and. surg. journ., t. CXXXV, p. 256.

GOLDBERG. — Ueber Cystoskopie.

GREIFFENHAGEN. — Zur chirurgischen Behandlung der Blasentuberculose. Deutsche Zeitschrift für Chirurgie, XLIII, p. 281.

GÜTERBOCK. — Zur Kenntniss der Blasenhernien. Deutsche Zeitschrift für Chirurgie, t. XXXII.

GUYON. — Des cystites. Leçons cliniques de l'hôpital Necker.
Ann. des mal. des org. génito-urin., t. V, 1887, février, p. 73.

GUYON. — La lithotritie chez la femme. Ann. de gyn. et d'obst.
Paris, XXXVI, 1891, p. 241-244.

GUIARD. — Traitement chirurgical de la tuberculose vésicale.
Ann. des mal. des org. gén.-urin., t. VI, 1888, nov., p. 753.

GUSSENBAUER. — Ueber Harnblasenstein-Operationen. Prag. med.
Wochenschrift, 1888, nʳˢ 1, 2, 3, 4, 5, 7.

GERSUNY. — Eine neue Operation zur Heilung der incontinentia
urinae. Centralblatt für Chirurgie, 1889, t. XXV.

GRÜNFELD. — Ueber Cystoskospie. Int. klin. Rundschau. 1889.

GUYON. — Diagnostic et traitement des tumeurs de la vessie.
Gaz. méd. de Paris, t. VII, 1890, n° 23, p. 265.

GÜTERBOCK. — Die Krankheiten der Harnblase. Wien und Leipzig, F. Deuticke. 1890.

GUYON. — Sur la fermeture de la plaie vésicale dans la taille
hypogastrique. Ann. des mal. des org. génito-urin., t. IX, 1891,
août, p. 525.

GRAEFE. — Ueber einen Fall von Prolaps der weiblichen Urethra.
Centralblatt für Gynäkologie. 1892, n° 39.

GUYON. — Traitement des cystites par le sublimé. Ann. des mal.
des org. génito-urin., t. X. 1892, janvier. p. 1.

GUYON. — Résistance de la vessie à l'infection. Mercredi méd.,
Paris. 1892, III. p. 169.

GUÉPIN. — Cystocèle crurale. Revue de chirurgie, t. XIII, 1893,
n° 8, p. 646-660.

GUYON. — Physiologie pathologique de l'hématurie. Ann. des
mal. des org. génito-urin., t. XI, 1893, déc., p. 881.

GÖRL. — Ein Polyp der Blase. Münchn. med. Wochenschrift, 1893,
n° 19.

GALBRAITH. — Zwei Fälle von Cystitis, Glasgow. med. Journ.,
1894, october.

GUYON. — Des troubles de la miction dans les néoplasies vésicales. Gazette des hôp., 1894. juin, n° 75, p. 701.

GENONVILLE. — The function of the muscular Coat of the bladder in
normal miction. Arch. de Phys. nach. Med. News, 1894, mai.

Güterbock. — Steine und Fremdkörper der Harnblase und Harnröhre. Deuticke, 1894.

Goldberg. — Ueber Bacteriurie. Orig.-Mittheilung, 1895.

Glass. — Ueber Gersuny'sche Urethraltorsion. Wiener med. Blätter, 1895, t. VI.

Grosglik. — Asepsis beim Katheterismus. Centralblatt für Chirurgie, 1896, n° 1.

Görl. — Zottengeschwulst der Blase. Centralblatt für die Krankheiten der Harn und Sexualorgane, 1896, nos 3 und 4.

Goldberg. — Operation eines Falles von Carcinoma urethrae
nach Witz. Gyn. Ges. zu Dresden, 1896, t. II, 10.

Gilliam. — An operation for the cure of incontenance of urine in
the female. The american journ. of obstetr., june, 1896.

Guyon. — Traitement des cystites tuberculeuses. Bull. méd.,
janvier 1897, n° 4, p. 33.

Guyon. — Quelques remarques cliniques et anatomo-patholo-
giques sur les néoplasmes infiltrés de la vessie. Ann. des mal.
des org. génito-urin., t. XV, 1867, mars, p. 225.

Gibson. — Harnblasenhernien. Med. Record. März, 1897.

Hamaïde et Séjournet. — Sur un cas de pierre dans la vessie chez
une petite fille de six ans. Bull. gén. de thérap. Paris, t. CXVII,
1889, p. 59-64.

Heiberg. — Die primäre Urogenitaltuberculose des Mannes und
Weibes. Inter. Beiträge zur wissenschaftl. Med. Festschrift
für Virchow, t. II.

Heaton. — Ein Fall von traumatischer intraperitonealer Ruptur
der Harnblase bei einer Frau, mit Erfolg durch Laparatomie
und Sutur behandelt.

Hofmokl. — Chirurgische Mittheilungen. Wiener med. Presse.
1886, nos 36-38.

Hartge. — Zur Casuistik der Harnsarcine. St. Petersburger med.
Wochenschrift, 1886, n°. 48.

Hartmann. — Du drainage et de l'évacuation continue de la vessie
dans le traitement de cystites. Gaz. des hôp., 1887, avril, n° 48,
p. 377.

Hormann. — Prolaps der Urethralschleimhaut nach einem heftigen
Hustenstoss. Brit. med. Journ., 1889, t. II, p. 9.

Hanc. — Cystolithiasis bei einer Frau. Häufige, rasch aufeinan-
der folgende Recidiven. Intern. klin. Rundschau, 1889, n° 16.

Hauc. — Kystolithiasis bei einer Frau. Intern. klin. Rundschau,
1890, p. 673-675.

Hicguet. — Papillome de la vessie, hématuries graves, cystotomie
sus-pubienne; extraction, guérison. Bull. de l'acad. roy. de
méd. de Belg., 1890, fascic. 1, p. 28-46.

Hartmann. — Taille hypogastrique pour un calcul à centre formé par un fil d'argent. Du drainage vésical après la taille. Ann. de Gyn., t. XXXV, 1891, décembre, p. 444.

Horteloup. — La taille hypogastrique depuis Franco. Progrès med. 1892, juin, n° 25, p. 473.

Harrison. — The surgical disorders of the urinary organs. Churchill, 1893.

Halliday. — Kolpocystotomy in relation to chronic cystitis in the female. Practitioner. 1893, febr.

Hofmokl. — Ueber einen Fall von Incontinentia urinae, Wien. Klin. Wochenschrift, 1894, t. XIX.

Haultein. — Blasenblutung. Geb.-Ges. in Edinburg, 1894, t. XII, p. 12.

Hachmann. — Beitrag zur Casuistik der Fremdkörper in der Harnblase. Deutsche med. Wochenschrift, 1895, n° 22.

Hottincer. — Harnsteine in einem Urethraldivertikel bei einer Frau. Orig.-Mittheilung, 1895.

Hollander. — Prolaps der ectropionirten Urethra eines elfjährigen Mädchens. Geb. Gesellschaft zu Berlin, 1895, t. XII, p. 13.

Hollander. — Zur Frage der Blasenverletzung bei Bruchschnitt., Berl. Klin. Wochenschrift, 1896, n° 42.

Hutinel. — Cystites coli-bacillaires chez les enfants. Presse méd., 1896, octobre, n° 95, p. 625.

Harrison. — Die Eiterungsprocesse in den Harnorganen. The Lancet, juni 1897.

Iverson. — Ueber Neubildungen in der Blase. Hospitals Tidende, 1886, n° 24.

Jamin. — Incontinence d'urine chez une jeune fille guérie par l'électrisation de l'urèthre. Ann. des mal. des org. génito-urin., t. VII, 1889. juin, p. 349.

Jacobsohn. — Vaginale Lithotomie. The Lancet, 1889, p. 30.

James. — Ueber den Werth des Atropins bei Enuresis infantum. The London med. recorder, 1890, t. IX, p. 2.

Jones. — Studien über Zottengeschwülste der Blase. Med. New., 1890, märz.

Janowski. — Endoskopie der weiblichen Urethra. Archiv für Dermatologie und Syphilis, 1891, Heft 6.

Janet. — Réceptivité de l'urètre et de l'utérus, blennorrhagie et mariage. Ann. des mal. des org. génito-urin., t. XI, 1893, avril, p. 585.

James. — Lithotomy in the femal bladder. Brit. med. Journ., 1893, sept.

Jacobs. — Eröffnung der Blase bei abdomineller Totalexstirpation. Policlinique, 1896, n° 8.

Kolischer. 15

Kümmell. — Zur Diagnose und Operation der Blasentumoren. Deutsche med. Wochenschrift, 1887, n° 7.

Kötegyi. — Entfernung von Blasensteinen mittelst der Colpocystotomie. Wiener med. Presse, 1888, n° 39.

Keen. — A new method of ascertaining whether the bladder is or is not ruptured. Transactions of the Philadelphia county med. Soc., 1890, february.

Kutner. — Ein Versuch den Harn su diagnostischen Zwecken mit Methylenblau zu färben. Deutsche med. Wochenschrift, 1892, n° 48.

Koerner. — Enuresis nocturna bei Mundathmen. Centralblatt für klin. Medicin, 1891, t. XXIII.

Kümmell. — Ueber die Geschwülste der Harnblase, ihre Prognose und Therapie. Berliner Klinik, 1893, n° 3.

H. Kelly. — The direct examination of the feminal bladder, etc. The Am. Journ. of obstetr., 1894, n° 1.

Kummell. — Ueber Urethralprolaps der Frauen. Geb.-Gesellschaft zu Hamburg. 1894, t. II, p. 27.

Kelly. — Diseases of the female bladder and urethra. New-York, 1895.

Koenig. — Die neueren Hilfsmittel zur Diagnose und Therapie der Blasenkrankheiten. Leipzig, Naumann, 1895.

Kollmann. — Zur Nitze'schen Methode der intravesicalen Entfernung gutartiger Blasengeschwülste. Orig.-Mittheilung, 1895.

Kukulla. — Zur Frage der Blasennaht beim hohen Steinschnitt. Wiener med. Wochenschrift, 1895, n°s 26-30.

Karström. — Nybildningar i urinblasom. Hygiea, 1895, n° 1.

Kummell. — Fall von Blasentuberculose. Deutsche med. Wochenschrift, 1895, n° 27.

Kummell. — Ein Fall von Cocaïnvergiftung. Aerztl. Verein in Hamburg, 1895, t. IV, p. 23.

Kleinwachter. — Stricturen der weiblichen Urethra. Wiener med. Presse, 1895. n° 46.

Kelaiditis. — Traitement de l'incontinence d'urine nocturne par le sulfate de cuivre ammoniacal. Journal de méd. prat., juin 1896.

Köster. — Ueber Aetiologie und Behandlung der Enuresis. Deutsche med. Wochenschrift, 1896, t. XXIII.

Kuster. — Ueber Resection der Harnblase und Verlagerung der Harnleiter. Deutsche med. Wochenschrift, 1896, n° 18.

Kutner. — Technik und praktische Bedeutung der Asepsis bei der Behandlung der Harnleiden. Berlin, Hirschwald, 1897.

Klein. — Blasenkrankheiten des Weibes. Bibl. der ges. med. Wissenschaft. Heft. 2, 3.

Kleinwaechter. — Der Prolaps der weiblichen Blase. Zeitschrift für Geb. und Gyn., t. XXXIV.

Kummell. — Ueber Geschwülste der Harnblase, ihre Prognose und Therapie. Berliner klinik. Heft 59.

Kleinwaechter. — Der Prolaps der weiblichen Harnröhre. Zeitschrift für Geb. u. Gyn., t. XXII, p. 40.

Lester. — Ein Fall von primärem, periurethralem Carcinom des Weibes. München. med. Wochenschrift, 1889, n° 12.

Lang (Ed.). — Neue Behelfe zur Diagnose und Therapie von Urethralerkrankungen. Wiener med. Wochenschrift. 1892, n° 36.

Lanz. — Ueber crurale Blasenhernien. Berl. klin. Wochenschrift, 1892, n°ˢ 30 und 31.

Lavaux. — Traitement des infections vésicales secondaires chez les malades atteints de cystite tuberculeuse. Congrès de chir., Paris, 1893, p. 716-720.

Lejars. — Hernie inguinale simultanée de la trompe utérine et de la vessie. Les hernies de la trompe. Les lésions opératoires de la vessie herniée. Revue de chir. Paris, t. XIII, 1893, t. I, II.

Loumeau. — Chirurgie des voies urinaires. Études clin. Bordeaux, 1894-1897.

Lamarque. — Des complications génito-urinaires de la grippe. Ann. des mal. des org. génito-urin.. t. XII, 1894, sept., p. 663.

Leopold. — Ueber einen Fall von gonorrh. Cystitis. Gynäkologische Gesellschaft zu Dresden, p. 14, t. II, 1895.

Loumeau. — Vaste cicatrice cruciale de la voûte vésicale. Progrès méd., Paris, 1895, p. 3, s., t. II, p. 129-131, et Ann. de la Policlin. de Bord., 1895, t. IV, p. 145-156.

Legras de Grandcourt. — Etude et diagnostic des fausses cystites. Thèse de Paris. Steinheil, 1895.

Loumeau. — Volumineux calcul vésical chez une femme. La Méd. mod., 1895, n° 31, p. 247.

Lardy. — Trois cas de cystocèles au cours d'herniotomies. Revue de chirurgie, 1896, t. XVI, n° 2, p. 142-149.

Levy. — Procédés techniques, non médicamenteux, contre l'incontinence nocturne d'urine. Journal de méd. de Paris, t. VIII, 1896, p. 107.

Leech. — Ein Fall von vollständiger Inversion der Harnblase. Brit. med. Journ., 1896, October.

Lefèvre. — Considérations sur quelques cas de rétention d'urine. liée aux déviations de l'utérus gravide. Thèse de Paris, 1897.

Lohnstein. — Zur Technik der Cystoskopie.

Mircoli. — Observazioni cliniche e bacteriologiche intorno ad alcuni casi di cistite e di catarro vesicale. Riv. clin., 1886, nov.

MADDEN. — Therapie der Cystitis beim Weibe. Brit. med. Journ., 1889, p. 467.

MANTON. — Plötzliche Entleerung der Harnblase als Ursache einer Blasenblutung. The am. Lancet, august 1890.

MAGRUDER. — Entfernung eines grossen Blasensteines per vaginam. New-York med. Journ., 1890, oct.

MITTELHAUSER. — Ueber Incontinentia urinae des Weibes und deren Behandlung. Dissert. Jena, 1890.

MORRIS. — Cystite fissuraire chez la femme. La Presse méd. belge, t. XLII, 1890, n° 21, p. 328-330.

MARBOUX. — Blasengicht beim Weibe. Annales de Gynäc., 1891, Juni.

MONNIER. — Double calcul vésical volumineux chez une femme. Rev. gén. de clin et de thérap., VI, 1892, nov. p. 715.

MÜLLER. — Zur Aetiologie der Cystitis. Virch. Arch., CXXIX, 1892.

WILLY MAYER. — The progress of Cystoskopy in the last three years. New York med. journ., 1892, jan. 30.

O. MANKIEWICZ. — Zur Kenntniss der Blasensteine bei Frauen. Berl. klin. Wochenschrift, 1893, n° 2.

MENDELSSOHN. — Zur Therapie der harnsauren Diathese, t. XII, Congress für innere. Med., 1892.

MEISELS. — Ueber Stricturen der weiblichen Urethra. Wiener med. Wochenschrift, 1893, 13, n° 12.

MONRO. — Hereditäre Incontinenz nervösen Ursprungs. The Lancet. March., 1896.

MAINZER. — Ueber den Werth der Cystoskopie und des Ureterkatheterismus beim Weibe. Berl. klin. Wochenschrift, 1896, n° 46.

DU MESNIL de ROCHEMONT. — Zur Pathogenese der Blasenentzündung. Festschrift zur Feier des 80 jährigen Stiftungsfestes des ärztlichen Vereines zu Hamburg, 1896.

MARION. — De la paralysie vésicale d'origine palustre. Semaine méd., 1897, févr., p. 63.

MAYET. — Considérations anatomiques sur la vessie des enfants, Taille et lithotritie chez l'enfant. Thèse de Paris. Baillière et fils, 1897.

MATTISON. — Trois cas de mort par la cocaïne. Rev. méd., n° 86.

MONOD et DELAGENIÈRE. — Contribution à l'étude de la cystocèle inguinale. Rev. de chir., Paris, IX, 1889, p. 701-728.

MANDRY. — Ueber die inguinalen Blasenbrüche und ihre Behandlung. Beitrag zur klin. Chirurgie, t. X.

MENDELSSOHN. — Enuresis. Realencyklopädie der ges. Heilkunde.

MELCHIOR. — Die Bedeutung des Bacterium coli für die Pathologie der Harnwege. Centralblatt für die Krankheiten der Harn- und Sexualorgane, t. VIII, Heft 5.

Motz. — Cystite ancienne rebelle. Taille hypogastrique. Curettage vésical. Guérison. Ann. des mal. des org. génito-urin., t. XV, 1897, août, p. 835.

Niehaus. — Osteoplastische, temporäre Resection an der Vorderwand des Beckens zur extraperitonealen Freilegung der Blase und der Nachbarorgane. Centralblatt für Chirurgie, 1888, n° 29.
Nitze. — Lehrbuch der Kystoskopie. Wiesbaden. Bergmann, 1889.
Neisser. — Principien der Gonorrhoebehandlung. Wiener med. Presse, 1892, n° 40.
Newton. — Extraction einer Flasche aus der Blase. Med. rec. 1893, September.
Neuberger. — Ueber die sogenannten Karunkeln der weiblichen Harnröhre. Berl. klin. Wochenschrift, 1894, t. XX.
Nitze. — Weitere Erfahrungen über die intravesicale Entfernung von Blasengeschwülsten. Versammlung der Gesellschaft deutscher Naturforscher und Aerzte in Frankfurt a. M., September, 1896.
Noguès. — Néoplasme vésical infiltré. Ann. des mal. des org. génito-urin, t. XV, 1897, avril, p. 398.
Nicolaysen. — Ueber Bakteriurie bei Enuresis diurna. Deutsche med. Wochenschrift, 1897, t. XIII.

Otio. — On reflex irritations and neuroses by stricture of the urethra in the female. New-York med. rec., 1892, janu., t. IX.
Olivier. — Deux observations de cystite consécutive à des vulvo-vaginites chez des petites filles. Nouv. Arch. d'obst. et de gyn. Paris, t. VII, 1892, p. 549-551.
Oliver. — An anomal case of stone in the bladder in a female. Brit. med. Journ., 1894, april.
Ozenne. — Calcul de la vessie chez une femme de soixante-dix ans : cystite concomitante. Ann. des mal. des org. génito-urin, t. XIII, 1895. Sept., p. 844.
Olshausen, Cempin, Veit, Martin, Gusserow. — Ueber Urethralplastik, Gesellschaft für Geburtshilfe und Gynäkologie in Berlin, 1895, t. V, 10.
Olshausen. — Ueber Urethroplastik. Berliner klin. Wochenschrift, 1895, t. XXXV.
Oliver. — Ruptur der Blase in Folge Retroflexio uteri gravidi. Tod.

Polaillon et Legrand. — Enorme myôme de la vessie pris pour une tumeur solide de l'ovaire : laparotomie ; ablation du myôme en laissant le pédicule au dehors ; ouverture de la vessie à la chute du pédicule ; établissement d'une fistule vésicale ; phtisie pulmonaire galopante ; autopsie. Ann. des mal. des org. génito-urin. Paris, 1888, t. VI, sept., p. 604-615.

PICARD. — Sur le mode d'action des injections forcées dans la production de la cystite du col. Ann. des mal. des org. génito-urin., t. IV, 1886, avril, p. 224.

PIEDPREMIER. — Des maladies de l'urètre chez la femme ; urétrocèles vaginales. Arch. gén. de méd., 1888, p. 398-564.

PREYER. — Die reizbare Blase. Stuttgart, 1888.

POUSSON. — Valeur de l'intervention chirurgicale dans le traitement de tumeurs de la vessie. Ann. des mal. des org. génito-urin, t. VII, 1889, mars, p. 152.

POSNER (C.). — Zur Therapie des Harnsäureüberschusses. Berl. klin. Wochenschrift, 1890, n° 27.

PAWLIK. — Ueber Blasenexstirpation. Wiener med. Wochenschrift, 1891, n° 45.

PILGRAM. — Inversio vesicæ urinariæ cum prolapsu per urethram. Inaug. Diss. Bonn., 1892.

PICARD. — Traité des maladies des voies urinaires de l'homme et de la femme. Paris, Baillière et fils, 1893.

PÉPIN. — De la cystite exfoliante considérée particulièrement en dehors de la rétroversion de l'utérus gravide et de l'accouchement laborieux. Thèse de Paris. Steinheil, 1893.

PIQUET. — Contribution à l'étude de la cystocèle inguinale. Thèse de Paris. Steinheil, 1893.

POUSSON. — Progrès réalisés par la lithotritie moderne antiseptique. Arch., clin. de Bordeaux, t. III, 1894, févr., p. 49-50.

POSNER. — Diagnostik der Harnkrankheiten. Berlin, Hirschwald, 1894.

POUSSON. — Sur la valeur de l'intervention chirurgicale dans les néoplasmes de la vessie. Ann. des mal. des org. génito-urin., t. XIII, 1895, nov., p. 979.

PLANELLAS. — Incontinence d'urine chez les accouchées. La Semaine méd., 1896, sept., p. 376.

PFISTER. — Fall von Vergiftung durch Injection von Cocainlösung in die Urethra. Berl. klin. Wochenschrift, 1896, n° 14.

PLETZER. — Zur Casuistik der Fremdkörper in der weiblichen Harnblase. Centralblatt für Gynäkologie, 1896, n° 34.

POUSSON. — Opération pratiquée chez une femme pour remédier à une incontinence d'urine urétrale. Bull. et mém. de la Soc. de chir. de Paris, t. XVIII, 1892, p. 297-300.

PHINEAS S. CONNER. — Surgical treatment of tumors of the bladder. Annals of surgery, vol., XII, p. 1-19.

POUSSON. — Anesthésie de la vessie par l'antipyrine. La Méd. mod., 1895, n° 51, p. 410.

Polaillon. — Restauration du canal de l'urètre chez la femme. Bull. et mém. de le Soc. de chir. de Paris, t. XV, 1889, 708-710.

Porry. — Caruncula urethralis. New-York med. Journ, mai.

De Paoli. — Un casi di papilloma villoso della vesica espertato enediante la cistotomia soprapubica con esito di guarigione. Giorno della R. accad. d. med. di Torino.

Petit et Wassermann. — Sur l'antisepsie de l'urèthre. Ann. des mal. des org. génito-urin., t. IX, 1891, juill, p. 500.

Petit et Wassermann. — Sur les micro-organismes de l'urètre normal de l'homme. Ann. des mal. des org. génito-urin., t. IX, 1891, juin, p. 378.

Pawlik. — Demonstration eines Urethroskops. und Cystoskops, 11, intern. Congress in Rom.

Quénu et Pasteau. — Étude sur les calculs urétraux chez la femme. Ann. des mal. des org. génito-urin., t. XIV, 1896, avril, p. 289.

Reverdin. — Quatre cas d'épingles à cheveux dans la vessie chez les femmes. Revue méd. de la Suisse rom. Genève, t. VIII, 1888, p. 33-40.

Radcliff. — A rare case of painless distension and prolapse of the bladder. Med. News., 1888, 4 febr.

Reverdin. — Note sur un cas de cystite tuberculeuse traitée par la taille hypogastrique, le raclage et la cautérisation. Ann. des mal. des org. génito-urin., t. VII, 1889, mai, p. 263.

Richards. — Enuresis nocturna. Therap. Monatshefte, 1890, t. X.

A. Reeves Jackson. — Injuries of the bladder during laparotomy, including a report of 67 cases. Journ. of the Am. med. association, 1890, t. XIV.

Rüdiger. — Ein Beitrag zur Casuistik der Fremdkörper in der weiblichen Harnblase. Deutsche med. Wochenschrift, 1894, n° 34.

Ruprecht. — Lithotomia vaginalis. Gynäkologische Gesellschaft in Wien. Sitz. von 14 Januar 1890.

E. Rotter. — Harnröhrenausspritzung beim weiblichen Tripper. Münchn. med. Wochenschrift, 1890, n° 23.

Ruprecht. — Zottenpolyp der Harnblase. Gynäkologische Gesellschaft zu Dresden. Sitz. von 6 März, 1890.

Rollet. — Expulsion spontanée d'un gros calcul vésical. Lyon Med., t, LXIII, 1890, p. 488-492.

Roth. — Ein Beitrag zur Lehre von der Entstehung und Erkennung der Blasenbrüche. Deutsche med. Wochenschrift, 1892, n° 23.

Reblaud. — De la cystite non tuberculeuse de la femme. Paris, Félix Alcan, 1892.

RHEINSTADTER. — Eine seltene Complication der Cystocele. Centralblat für Gynäkologie, 1892, n° 36.

REWES. — Blasenstein um eine Haarnadel. Brit. gyn. Journ., 1892, n° 42.

RAMSON. — Eine cystische Geschwulst der Blase bei einem todtgeborenen Kind. Med. News, November 1893.

ROSENBERG. — Experimentelle Harnblasenplastik. Virchow's Archiv 1893, avril.

REYMOND. — Des cystites consécutives à une infection de la vessie à travers les parois. Ann. des mal. des org. génito-urin., t. XI, 1893, avril, p. 253.

RIEDTMANN. — Ueber Enuresis. Baseler med. Gesellschaft, 1893, t. XI, 2.

ROSE. — Hernia of the bladder. Med. News, 1894, sept.

RADZIEWICZ. — Ueber die Naht beim hohen Blasenschnitt. Russki Chir. Arch., 1895, II.

ROSENFELD. — (Nürnberg). Grosser Blasenstein in der Gravidität. Sectio alta. Münch. med. Wochenschrift, 1895, n° 39.

ROUTIER. — L'urétrocèle chez la femme. Ann. des mal. des org. génito-urin., t. XIV, 1896, févr., p. 189.

RUSSELL-STRACHAU. — Three cases of enuresis successfully treated by similar methods. New-York med. record, 1896. March.

ROUTIER. — Traitement de la cystite tuberculeuse. Assoc. franç. de chir. Proc.-verb. [etc.]. Paris, t. X, 1896, p. 533-536.

REYNOLDS. — Tuberculosis of the bladder. Med. and surg. reports of the Boston City Hospital, 1896.

RECLUS. — L'eucaïne. France méd., 1897, n° 8, p. 119.

ROCHET. — De l'association des calculs avec les tumeurs de la vessie. Arch. Prov. de chir., t. III, 1894, p. 227.

ROMM. — Zur Casuistik und Technik der Sectio alta und der Blasennaht. Deutsche Zeitschrift für Chirurgie, t. CXLIV.

RÖRIG (F.). — Cocaïn als Hilfsmittel zur methodischen Ausdehnung bei concentrischer Hypertrophie der Blase. Vorläufige Mittheilung.

RASUMOFSKY. — Sectio alta mit vollständig schliessender Blasennaht ohne Anwendung des Katheters nach der Operation. Langenbeck's Archiv, t. XLVIII, Heft 2.

RENDU. — Epistaxis habituelle dans la diathèse urique.

SCHATZ. — Ueber Geschwüre der weiblichen Harnblase. 1. Congress der Gesellschaft für Gynäkologie, 1886.

SÉE (M.). — Étude sur la taille hypogastrique. Revue de chirurgie. Paris, t. VII, 1887, n°s 1-2.

SCHATZ. — Dilatatio urethræ bei Ischuria puerperarum. Congress der Gesellschaft für Chirurgie. Halle, 1888.

Sænger. — Ueber Blasenverletzung bei Laparotomie. Congress der Ges. für Gyn, mai 1888.

Stone. — Ueber die Ausdehnung der Blase durch heisses Wasser als Behandlung der schmerzhaften Cystitis beim Weibe. Med. Record. New-York, 1889, t. III, 7.

Schultze. — Ueber operative Heilung der urethralen Incontinenz beim Weibe. Wiener med. Blätter, 1888, t. XVIII u. XIX.

Southam and Bailton. — On some points in the pathology of tumors of the bladder. Med. chron. 1889, mai.

Schnitzier. — Zur Aetiologie de. acuten Cystitis. Centralblatt für Bakteriologie. 1890.

Saenger. — Zur Chirurgie der weiblichen Harnwege. Geb. gyn. Ges. zu Leipzig. Sitz. vom 20. Juli 1892.

Sympson. — Salol in the treatment of chronic cystitis. Practitioner. 1892, juni.

Schnitzler. — Zur Aetiologie der acuten Cystitis. Centralblatt für Bakteriologie. 1890.

Saenger. — Zur Chirurgie der weiblichen Harnwege. Geb. gyn. Ges. zu Leipzig. Sitz. vom. 20. Juli 1892.

Sympson. — Salol in the treatment of chronic cystitis. Practitioner. 1892, juni.

Schnitzler. — Zur Aetiologie der Cystitis. Wien. Braumüller. 1892.

Samter. — Blasensteine bei Frauen, Gynäkologische Gesellschaft zu Berlin. 1893. 27 October.

Schnitzler. — Ein Beitrag zur Kenntniss der Pneumaturie. Intern. klin. Rundschau. 1894, nᵒˢ 8 und 9.

Schwarz. — Sull' innuto degli ureteri nell' uretra e rigenerazione della vescica urinaria. Riforma med., 1894, nᵒˢ 2-4.

Schopf. — Punctio vesicæ abdominalis lateralis obliqua mit Muskel, und Ventilverschluss. Wiener klin. Wochenschrift, 1895, n° 46.

Stumpf-Werneck. — Ein einfaches Verfahren zur Beseitigung der Enuresis nocturna. Wiener med. Wochenschrift, 1895, t. XXIV.

Steinmetz. — Beitrag zur Casuistik und Statistik der primären Blasengeschwülste im Kindesalter. Deustche med. Wochenschrift, 1895, n° 16.

Schauta. — Lehrbuch der gesammten Gynäkologie. Wien und Leipzig. Deuticke. 1898.

Szentirmai. — Blasensteine bei einem siebenjährigen Mädchen. Orvosi hetilap, 1895, n° 20.

Savor. — Cystitis crouposa bei saurem Harn. Wiener klin. Wochenschrift, 1895, n° 44.

Saenger. — Die Behandlung der Enuresis durch Dehnung der Blasenschliessmusculatur. Archiv für Gynäkologie, t. XXXVIII.

WELJAMINOFF. — Seltene Blasenverletzung. Wratsch, 1895, n° 45.

WECNEY. — Spindelzellencarcinom der weiblichen Urethra. Dublin, Journ. of med. science, 1895, august.

WEINRICH. — Ueber Cocaïn-Intoxitation von den Harnwegen aus, Berl klin. Wochenschrift, 1896, n° 12.

WELJAMINOW. — Partielle Excision der Harnblase bei Krebs derselben. Ljetopis russ. Chir., 1896, Heft 2.

WELJAMINOW. — Partielle Resection der Blase bei Krebs. Ann. der russ. Chir., 1896, Heft 2.

WOHLGEMUTH. — Zur Pathologie und Therapie des Prolapses der weiblichen Urethra. Deutsche med. Wochenschrift, 1897, n° 45.

ZAUSCH. — Zur Statistik des Carcinoma vesicae. Inaug.-Diss. München, 1887.

ZINSMEISTER. — Fall von hochgradiger Cystitis mit Blasengeschwüren. Wiener med. Wochenschrift, 1888, p. 1029-1031.

ZUCKERKANDL. — Gynäkologische Gesellschaft in Wien. Sitz. vom 12. Januar 1892.

ZIEGENSPECK. — Gerader Katheter zum Ausspülen der weiblichen Harnblase. Centrablatt für Gynäkologie, 1892, n° 16.

ZUCKERKANDL. — Zur Frage der operativen Behandlung der Blasengeschwülste. Wiener klin. Wochenschrift, 1892, n° 37.

ZUCKERKANDL. — Operative Behandlung der Incontinentia urinae. Gynäk. Gesellschaft. Wien, 1893, II.

ZUCKERKANDL. — Zu Prof. Zweifel's Bildung einer künstlichen Harnröhre mit kunstlichen Sphinkter. Centralblatt für Chirurgie, 1893, t. XLII.

ZUCKERKANDL. — Ueber den hohen Blasenschnitt. Wiener klin. Wochenschrift, 1893, n°s 6, 7, 8.

ZWEIFEL. — Extirpation der Urethra und des Trigonum wegen Carcinom, etc. Ges. für Geb. u. Gyn. Leipzig, 1893, t. VII, 17.

ZUCKERKANDL (O.). — Ueber Eintheilung und Prophylaxe der von Veränderungen des weiblichen Genitales abhängigen Formen von Cystitis. 3. Sitzung der gyn. Section der, 66 Versammlung deutscher Naturforscher und Aerzte in Wien, 1894, 27. September.

ZÜLZER UND OBERLAENDER (O.). — Klinisches Handbuch der Harn- und Sexualorgane. Leipzig, W. Vogel, 1894.

ÉVREUX, IMPRIMERIE DE CHARLES HÉRISSEY

Notices sur les volumes de cette Collection

Le Phtisique et son traitement hygiénique
SANATORIA — HOPITAUX SPÉCIAUX — CURE D'AIR
Par le Dr E.-P. LÉON-PETIT
Médecin de l'hôpital d'Ormesson, secrétaire général de l'Œuvre des Enfants tuberculeux
Préface de M. le Dr HÉRARD, membre de l'Académie de médecine
(Ouvrage couronné par l'Académie de médecine)

1 vol. in-12, cartonné à l'anglaise, avec 20 gravures dans le texte...................... **4 fr**

Le Dr Léon-Petit a examiné sur place les sanatoria et les hôpitaux consacrés spécialement au traitement hygiénique du phtisique dans les principaux pays d'Europe. Il a fait une étude comparée des traitements destinés à combattre les ravages de la tuberculose, lesquels sont basés sur des mesures, les unes prophylactiques, les autres curatives. Mais l'œuvre de défense contre ce fléau est loin d'être complète, et l'auteur qui a, dès la première heure, pris une part active à la lutte sociale contre la phtisie, présente, avec l'autorité que lui donnent ses travaux antérieurs, un programme qui ne peut être que recommandé à l'attention de tous.

Hygiène de l'Alimentation
dans l'état de santé et de maladie
Par le Dr J. LAUMONIER

1 vol in-12, cartonné à l'anglaise, avec gravures dans le texte. 2ᵉ édition............... **4 fr**

L'auteur explique à quelles conditions les aliments sont digestes, agréables et sains; il décrit les procédés de préparation et de cuisson; il apprend comment il faut les *stériliser* et comment on obtient les conserves. Plusieurs chapitres sont consacrés à l'alimentation des personnes bien portantes suivant l'âge, le sexe, les occupations, le travail physique ou intellectuel qu'elles doivent fournir.

Enfin il s'occupe du régime alimentaire des malades. Les régimes généraux (régime lacté, régime surabondant, etc.), puis les régimes particuliers des obèses, des maigres, des goutteu et graveleux, des diabétiques, des albuminuriques, des dilatés, des dyspeptiques, des constipés, des fiévreux, des typhoïques, des phtisiques, des chlorotiques, des anémiques, des cardiaques, des neurasthéniques, etc., sont successivement étudiés avec détails et précision, et M. Laumonier les complète, quand il y a lieu, par l'indication des exercices physiques, des moyens hydrothérapiques et pharmaceutiques qu'il est bon d'adjoindre au traitement alimentaire.

L'Alimentation des Nouveau-nés
hygiène de l'allaitement artificiel
Par le Dr S. ICARD
(Ouvrage couronné par l'Académie de médecine et par la Société protectrice de l'Enfance de Paris)

1 vol. in-12, cartonné à l'anglaise, avec 60 gravures dans le texte...................... **4 fr**

Quelles sont les lois de l'allaitement artificiel? Quel est le lait que nous devons choisir pour remplacer celui de la mère? Le lait est-il la seule nourriture qui convienne à l'enfant? Que penser des produits industriels présentés comme succédanés du lait? Faut-il donner le lait pur ou coupé? Quelle doit être la ration quotidienne et quels sont les meilleurs procédés pour administrer le lait? Celui-ci doit-il être cru? bouilli ou stérilisé? La contamination est-elle possible par le lait cru? Quelles sont les différentes méthodes de stérilisation du lait? Quels sont les signes d'une bonne alimentation? A quel âge convient-il de donner à l'enfant une nourriture plus substantielle que le lait et quelle doit être la nourriture?

Telles sont les questions que l'auteur traite dans ce livre, questions capitales et auxquelles doit pouvoir toujours répondre tout médecin qui assume la responsabilité de faire élever un enfant à l'allaitement artificiel.

Envoi franco contre mandat-poste

De l'Exercice chez les Adultes

Par le Dr Fernand LAGRANGE, lauréat de l'Institut

1 vol. in-12, 3º édition, cartonné à l'anglaise.. **4 fr.**

Les livres de M. Lagrange ont toujours beaucoup de succès auprès du grand public, à qui nous n'avons pas craint de recommander le présent volume d'une façon spéciale. Comme il n'est personne qui ne soit sinon arthritique, ou goutteux, ou obèse, ou dyspeptique, ou diabétique, ou essoufflé, ou quelque peu névrosé, du moins candidat à quelqu'une de ces petites infirmités avec lesquelles il faut passer une partie de l'existence, chacun voudra savoir comment il devra se comporter pour rendre cette partie la plus supportable et la plus longue possible.

(*Revue Scientifique.*)

Hygiène de l'Exercice
chez les Enfants et les Jeunes gens

Par le Dr Fernand LAGRANGE

1 vol. in-12, 4e édition, cartonné à l'anglaise .... **4 fr.**

Les jeunes gens doivent pratiquer des exercices physiques destinés à fortifier leur santé, des exercices hygiéniques et non pas athlétiques. M. le docteur Lagrange développe cette saine doctrine en un charmant petit volume que je viens de lire avec le plus grand plaisir, et je le recommande aux méditations de toutes les mères de famille et même des pères qui ont le temps de s'occuper de leurs enfants.

Avec quel bonheur j'ai vu M. Lagrange proscrire aux écoliers la gymnastique de chambre et de gymnase, et l'escrime dans une salle d'armes, où l'on respire la sueur et l'haleine empoisonnante de ses voisins ou de ceux qui vous ont précédé. M. Lagrange veut que les exercices physiques des enfants soient effectués en plein air, que leurs poumons se dilatent pour appel du bon air... Ce sont les jeux qui sont les plus favorables au développement des enfants et des jeunes gens des deux sexes.

Dr G. DAREMBERG. (*Les Débats.*)

La Fatigue et l'Entraînement physique

Par le Dr Philippe TISSIÉ,
Chargé de l'inspection des exercices physiques dans les lycées et collèges
de l'Académie de Bordeaux

Précédé d'une lettre-préface de M. le professeur **Ch. BOUCHARD**, membre de l'Institut
1 vol. in-12, avec gravures dans le texte, cartonné à l'anglaise .... **4 fr.**

(Ouvrage couronné par l'Académie de médecine)

M. Tissié expose les recherches qu'il a faites et les observations qu'il a recueillies sur la psycho-dynamie de l'entraînement physique et sur les réactions mentales provoquées par l'entraînement intensif. Dans le cours de ces études, il a été conduit à trouver dans l'émission nerveuse profonde la principale cause pathologique de l'entraînement intensif chez les sujets sains et surtout chez les débiles nerveux, qu'il désigne sous le nom de *fatigués*, considérant la fatigue comme un phénomène neurique qui se manifeste par un abaissement plus ou moins rapide et intense du *potentiel* nerveux de chaque individu.

L'auteur traite successivement de l'entraînement physique, de l'entraînement intensif, de la fatigue chez les débiles nerveux (fatigue d'origine physique, fatigue d'origine psychique, hygiène du fatigué), des méthodes en gymnastique (méthode suédoise, méthode française, méthode psycho-dynamique qu'il a créée et qui repose sur les réactions nerveuses de chaque groupe d'individus), de l'entraînement physique à l'école, de l'hérédité.

Envoi franco contre mandat-poste

L'Éducation physique de la Jeunesse

Par A. MOSSO, professeur à l'Université de Turin

1 vol. in-12, cartonné à l'anglaise, précédé d'une préface du Commandant LEGROS...... **4 fr.**

L'auteur aborde les problèmes scientifiques et sociaux les plus variés, sans en excepter les problèmes physiologiques pour lesquels sa compétence est universellement reconnue et appréciée. La préface du commandant Legros, montrant l'importance de ces questions au point de vue militaire, complète utilement les chapitres consacrés par l'auteur à l'éducation et au développement des forces physiques du soldat.

L'Hygiène sexuelle
et ses conséquences morales

Par le Dr SEVED RIBBING
Professeur à l'Université de Lund (Suède)

1 vol. in-12, cartonné à l'anglaise.......... .... **4 fr.**

Le professeur Ribbing a tâché d'écrire un traité de morale sexuelle. Il a pris pour base la physiologie des fonctions génitales et il est d'avis que les troubles purement physiques qui accompagnent la continence, aussi bien chez le jeune homme que chez l'homme marié ou le veuf, ne sont marqués chez les individus sains que par une sensation de pléthore sanguine, de tension, de légère pression, etc., et ces troubles ne seraient pas si gênants s'ils n'étaient exagérés chez les jeunes gens, si leur imagination n'était excitée à un degré extraordinaire par des livres, des images et des caricatures érotiques. Il fait remonter à la littérature moderne, sur laquelle il porte de sévères jugements, la responsabilité première des troubles sexuels chez les jeunes gens. Il étend avec justice son appréciation rigoureuse aux opérettes lascives et à tous les genres de cafés-concerts, bals publics, etc. Il accuse la Presse périodique d'avoir capitulé devant Sa Majesté l'Argent et devant tous les moyens dont le vice dispose pour arriver à ses fins. Il fait le procès de l'alcoolisme et de la grande part qui lui incombe dans l'entraînement de la jeunesse vers les plaisirs sexuels.

Le livre du Dr Ribbing, qui effleure tous les sujets, qui prend et étudie l'homme et la femme depuis leur naissance à la vie sexuelle jusqu'au déclin de leur virilité et de leurs facultés, sera lu avec un vif intérêt aussi bien par les médecins que par les personnes qu'intéressent les problèmes sociaux.

Ce petit ouvrage contient des documents statistiques et littéraires très bien dressés, et possède une allure que la nationalité de son auteur rend particulièrement piquante.

(Le Scalpel.)

La Mort réelle et la Mort apparente
Nouveaux procédés de diagnostic et traitement de la mort apparente
Par le Dr S. ICARD

1 vol. in-12, avec gravures, cartonné à l'anglaise....................................... **4 fr.**

(Ouvrage récompensé par l'Institut)

M. Icard passe d'abord en revue tous les signes de la mort connus jusqu'ici; il en discute la valeur et l'importance. Puis il expose ses recherches personnelles et décrit une nouvelle méthode dont il est l'auteur; il en démontre la certitude par des preuves expérimentales et cliniques et en fait l'application au diagnostic des principaux états de mort apparente.

L'ouvrage se termine par l'étude de la mort apparente et par l'exposé des lois et des mesures administratives qui, chez les différents peuples et plus spécialement en France, président aux inhumations.

La Famille névropathique

Théorie tératologique de l'hérédité et de la prédisposition morbides et de la dégénérescence

Par le D^r **Ch. FÉRÉ**, médecin de Bicêtre.

1 vol. in-12, 2e édition, avec 25 gravures dans le texte, cartonné à l'anglaise............ **4 fr.**

M. Féré montre que les exceptions connues sous le nom d'hérédité dissemblable et d'hérédité collatérale, se retrouvent dans les familles tératologiques qui, souvent, sont aussi des familles pathologiques. Ce qui est héréditaire, ce sont des troubles de la nutrition de la période embryonnaire, entraînant des effets différents suivant l'époque à laquelle ils se produisent. Les troubles du développement commandent la prédisposition morbide, de nombreux faits le prouvent. Ces troubles héréditaires ou accidentels de l'évolution réalisent une destruction progressive des caractères de la race; la dégénérescence, quelle que soit sa cause, peut être définie une dissolution de l'hérédité, qui aboutit en fin de compte à la stérilité.

Un chapitre est consacré au caractère tératologique de la dégénérescence. L'auteur montre, par des expériences de tératogénie expérimentale, qu'il n'y a aucun rapport nécessaire entre une déformation et telle ou telle cause de dégénérescence; on reproduit dans des couvées artificielles les mêmes dissemblances que dans les familles tératologiques ou pathologiques. Des faits cliniques et expérimentaux semblent indiquer que l'on peut, en agissant sur la nutrition de l'embryon résister aux influences dégénératives.

Hygiène des Gens nerveux

PRÉCÉDÉE DE NOTIONS ÉLÉMENTAIRES

Sur la Structure, les Fonctions et les Maladies du Système nerveux

Par le Dr **F. LEVILLAIN**

Ancien élève de la Salpêtrière, lauréat de la Faculté de médecine de Paris.

1 vol. in-12, avec figures dans le texte. 3e édition, cartonné à l'anglaise .... **4 fr.**

L'auteur a fait un choix judicieux des préceptes d'hygiène générale spécialement applicables aux gens nerveux et se livre à une étude rapide des principaux procédés de traitement usités contre les maladies nerveuses (hydrothérapie, électrothérapie, traitement psychique, hypnotisme et suggestion, médicaments).

Le Traitement des Aliénés

dans les familles

Par le D^r **Ch. FÉRÉ**, médecin de Bicêtre

1 vol. in-12, cartonné à l'anglaise. 2e édition .... **3 fr**

Morphinomanie et Morphinisme

Par le Dr **Paul RODET**

(Ouvrage couronné par l'Académie de médecine, Prix Falret)

1 vol. in-12, cartonné à l'anglaise... **4 fr**

L'auteur présente d'abord un historique complet du morphinisme, en faisant assister le lecteur aux différentes étapes que cette affection a traversées avant d'être reconnue comme une véritable entité. Après avoir étudié les mœurs des morphinomanes, la morphinomanie à deux, sa propagation rapide, il aborde la symptomatologie et la théorie de l'abstinence qui constituent deux chapitres importants de son ouvrage. Puis il continue par l'examen des intoxications coexistant communément avec la morphinomanie, en particulier de l'alcoolisme et de la cocaïnomanie, l'étude médico-légale du morphinisme, et donne, pour terminer, une large place au *traitement* exposant les diverses méthodes employées et appréciant leur valeur thérapeutique.

Envoi franco contre mandat-poste

L'Idiotie

Hérédité et dégénérescence mentale, psychologie et éducation mentale de l'idiot

Par le **D****r** **Jules VOISIN**, médecin de la Salpêtrière.

1 vol. in-12, avec 17 gravures dans le texte, cartonné à l'anglaise..................... **4 fr.**

L'auteur, choisissant ses exemples parmi différents types d'idiots étudiés dans son service d'hôpital, examine leurs instincts, leurs sentiments, leurs lueurs d'intelligence et de volonté, ainsi que leurs caractères physiques. De là, il passe à l'éducation et au traitement qui doivent être appliqués à ces déshérités, pour qu'ils cessent d'être à charge à tous, et qu'ils deviennent utiles à eux-mêmes et à la société.

Éléments d'Anatomie
et de Physiologie génitales et obstétricales

PRÉCÉDÉS DE LA *Description sommaire du corps humain*

Par le **D****r** **A. POZZI**

Professeur à l'École de médecine de Reims, ancien interne des hôpitaux de Paris.

1 vol. in-12, avec 219 gravures dans le texte, cartonné à l'anglaise .... **4 fr.**

M. Adrien Pozzi a condensé dans ce volume les matières de l'examen qui doit être subi à la fin de la première année d'études des sages-femmes. Il donne d'abord la description sommaire du corps humain, en dehors des organes génitaux de la femme, puis l'anatomie génitale de la femme et en particulier les recherches de Farabeuf, Pinard et Varnier sur le bassin obstétrical. Enfin, il présente l'histoire du produit de la conception jusqu'au moment où, se libérant des attaches maternelles, celui-ci va vivre d'une existence indépendante.

Manuel théorique et pratique
d'Accouchements

Par LE MÊME

1 vol. in-12, avec 138 gravures dans le texte, cartonné à l'anglaise..................... **4 fr.**

Ce livre s'adresse aux praticiens, aux étudiants en médecine et aux sages-femmes. Ses principales divisions comprennent : *la symptomatologie et la physiologie générale de l'accouchement, l'étude clinique et pratique de la grossesse et de l'accouchement, une étude clinique des différentes présentations, en particulier la pathologie de la grossesse, la dystocie, les complications de l'accouchement et de la délivrance, la grossesse extra-utérine, les interventions obstétricales, la pathologie des suites de couches, les soins à donner à l'enfant, la pathologie du nouveau-né.*

Cet ouvrage répond, en outre, aux programmes des examens des sages-femmes et, avec *L'anatomie et la physiologie génitales et obstétricales*, du même auteur, correspond à l'enseignement complet des Maternités.

Envoi franco contre mandat-poste

Manuel de Percussion et d'Auscultation

Par le Dr Paul SIMON, professeur à la Faculté de médecine de Nancy.

1 vol. in-12, cartonné à l'anglaise, avec gravures.................................... **4 fr.**

Manuel d'Hydrothérapie

Suivi d'une INSTRUCTION SUR LES BAINS DE MER. *Guide pratique des baigneurs.*
Par le Dr M. MACARIO

1 vol. in-12. 4e édition, revue et augmentée, cartonné à l'anglaise..................... **3 fr.**

Cours de Médecine opératoire
de la Faculté de Médecine de Paris

Par M. le professeur FÉLIX TERRIER,
Membre de l'Académie de médecine, Chirurgien de l'hôpital Bichat.

Petit Manuel d'Antisepsie et d'Asepsie chirurgicales

En collaboration avec **M. PÉRAIRE,** ancien interne des hôpitaux de Paris
Assistant de la consultation chirurgicale à l'hôpital Bichat.

1 vol. in-12, cartonné à l'anglaise, avec gravures .... **3 fr.**

L'ouvrage est divisé en quatre parties : I. Méthode antiseptique telle que l'a formulée Lister et modifications apportées à cette méthode. — II. Asepsie. — III. Méthode mixte. — IV. Application des principes antiseptiques et aseptiques à chaque région en particulier.

Petit Manuel d'Anesthésie chirurgicale
par les mêmes

1 vol. in-12, avec 37 gravures dans le texte, cartonné à l'anglaise...................... **3 fr.**

Les auteurs passent en revue les différents procédés d'anesthésie, soit *locale*, soit *générale* Ils exposent les tentatives faites par les chirurgiens pour obtenir un résultat satisfaisant pa l'usage des agents anesthésiques, décrivent minutieusement le mode d'emploi de ces agents e examinent leurs avantages et leurs dangers. Enfin ils insistent sur les moyens employés pou éviter les accidents dus aux anesthésiques et pour remédier à ceux-ci, le cas échéant.

L'Opération du Trépan
par les mêmes

1 vol. in-12, cartonné à l'anglaise, avec 222 gravures.................................. **4 fr**

TABLE DES MATIÈRES : I. Histoire de la trépanation depuis les temps préhistoriques. — II. Description des circonvolutions et des localisations cérébrales et étude de la topographie crânio cérébrale. — III. Manuel opératoire et description des instruments actuellement employés opérations nouvelles destinées à remplacer, jusqu'à un certain point, l'opération du trépan, ou la compléter. — IV. Indications et contre-indications de l'opération du trépan.

Envoi franco contre mandat-poste

Chirurgie de la face

En collaboration avec MM. **GUILLEMAIN,** chirurgien des hôpitaux
et **MALHERBE,** ancien interne des hôpitaux de Paris.

1 vol. in-12, avec 214 gravures dans le texte, cartonné à l'anglaise .... **4 fr.**

Les différents chapitres traitent successivement de la chirurgie des maxillaires, des lèvres, de joues, de la bouche et du pharynx, du nez, des fosses nasales et de leurs annexes les sinus de la face.

Chirurgie du cou

par les mêmes

1 vol. in-12, avec 101 gravures dans le texte, cartonné à l'anglaise.................... **4 fr.**

Table des matières : I. *Chirurgie des voies aériennes*, laryngoscopie, cathétérisme et dilatation des voies aériennes, traitement endo-laryngé et extra-laryngé des polypes et tumeurs du larynx, laryngotomies, laryngectomies, trachéotomie. — II. *Chirurgie du corps thyroïde :* thyroïdectomie, exothyropexie, indications thérapeutiques du goître. — III. *Chirurgie de l'œsophage.* — IV. *Chirurgie des vaisseaux, des ganglions lymphatiques des muscles et nerfs du cou :* ligature de artères, anévrismes, torticolis, etc.

Chirurgie du cœur et du péricarde

En collaboration avec **M. E. REYMOND,** ancien interne des hôpitaux de Paris.

1 vol. in-12, cartonné à l'anglaise, avec 79 figures dans le texte .... **3 fr.**

Les auteurs débutent par les généralités relatives à la chirurgie du péricarde ; puis ils donnen le manuel opératoire de la chirurgie du péricarde, les indications et les complications de la thora cocentèse ; ils traitent ensuite de la péricardotomie avec ou sans résection des cartilages costaux du manuel opératoire, des soins consécutifs et des indications.

Pour la *chirurgie du cœur,* ils étudient successivement le traitement des plaies, les plaie abandonnées à elles-mêmes, leur traitement sans opérations, les sutures du cœur, les intervention sur le cœur en dehors des plaies, etc.

Accompagné de descriptions anatomiques précises et de nombreuses gravures, ce manuel es utile non seulement aux chirurgiens, mais encore aux médecins appelés souvent, dans des c pressants, à pratiquer ce genre d'opérations.

OUVRAGES SOUS PRESSE

Chirurgie de la plèvre, par M. le professeur Terrier, avec la collaboration du docteu E. Reymond. 1 vol. in-12, avec gravures.

L'instinct sexuel (*évolution, dissolution*), par le Dr Ch. Féré. 1 vol. in-12.

La profession médicale (Devoirs et Droits), par le professeur Morache. 1 vol. in-12.

Les maladies de la vessie chez la femme, par le Dr Köllischer, traduit de l'alleman par le Dr Beuttner (de Genève). 1 vol. in-12 avec gravures.

Envoi franco contre mandat-poste

13484. — L.-Imp. réunies, 7, rue Saint-Benoît, Paris.

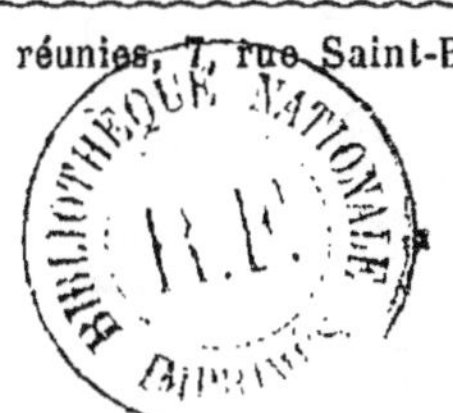